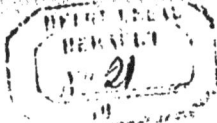

CONTRIBUTION A L'ÉTUDE

DE LA

TUBERCULOSE DU CERVELET

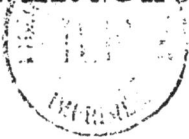

PAR

Léon ROLIN

DOCTEUR EN MÉDECINE

———— ※ ————

MONTPELLIER
IMPRIMERIE FIRMIN, MONTANE ET SICARDI
Rue Ferdinand-Fabre et Quai du Verdanson
—
1911

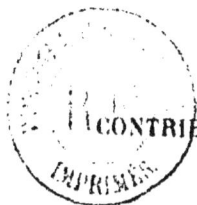

CONTRIBUTION A L'ÉTUDE

DE LA

TUBERCULOSE DU CERVELET

CONTRIBUTION A L'ÉTUDE

DE LA

TUBERCULOSE DU CERVELET

PAR

Léon ROLIN

DOCTEUR EN MÉDECINE

———— ❊ ————

MONTPELLIER
IMPRIMERIE FIRMIN, MONTANE ET SICARDI
Rue Ferdinand-Fabre et Quai du Verdanson
—
1911

PERSONNEL DE LA FACULTÉ

Administration

A LA MÉMOIRE DE MA MÈRE

A MON PÈRE

Témoignage de gratitude et de reconnaissance filiales.

A MA FEMME

Bien faible gage de mon affection.

A MA FILLE

A MON FRÈRE ET A MA SŒUR

A MON BEAU-PÈRE

Témoignage de profonde sympathie

A MON BEAU-FRÈRE

A TOUS MES PARENTS

A TOUS CEUX QUI FURENT BONS POUR MOI

L. ROLIN.

A MON PRÉSIDENT DE THÈSE

MONSIEUR LE PROFESSEUR RAUZIER

PROFESSEUR DE PATHOLOGIE ET THÉRAPEUTIQUE GÉNÉRALES A LA FACULTÉ
DE MÉDECINE DE MONTPELLIER
CHARGÉ DE L'ENSEIGNEMENT DE LA CLINIQUE MÉDICALE

Que je remercie de l'intérêt qu'il
a bien voulu me témoigner en me
confiant ce travail et de l'honneur
qu'il m'a fait en acceptant la pré-
sidence de ma thèse.

A MONSIEUR LE PROFESSEUR FORGUE

PROFESSEUR DE CLINIQUE CHIRURGICALE
A LA FACULTÉ DE MÉDECINE DE MONTPELLIER

A MONSIEUR LE PROFESSEUR-AGRÉGÉ VEDEL

A MONSIEUR LE PROFESSEUR-AGRÉGÉ LEENHARDT

L. ROLIN.

CONTRIBUTION A L'ÉTUDE

DE LA

TUBERCULOSE DU CERVELET

CONSIDERATIONS HISTORIQ .S

Sur les indications bienveillantes de notre maitre, M. le professeur Rauzier, nous nous sommes préoccupé de réaliser un travail d'ensemble sur la tuberculose du cervelet.

Son histoire est relativement récente : toutefois, nous n'avons pas eu la prétention de faire œuvre nouvelle.

Les premiers travaux d'ensemble ne datent guère que de 1840 et 1864.

Jusqu'à cette date, on ne trouve dans la littérature que quelques observations isolées, éparses en des mémoires relatifs à la tuberculose de l'encéphale ou aux lésions du cervelet et disséminées dans des thèses consacrées aux tumeurs cérébrales ou cérébelleuses.

Parmi ces publications, nous citerons :

La thèse de Léveillé (Recherches sur les tubercules du cerveau, Paris, 1824) ; le mémoire d'Abercrombie sur *les tubercules qui se forment dans le cerveau* (Paris, 1830) ; les travaux de Lallemand (lettres sur l'encéphale), de Gendrin, les thèses de Roche, Bazin, Scherk.

En 1840, Barnier publie son Mémoire sur les tubercules du cervelet comprimant le sinus droit (*Gazette Médicale*, 1840). Puis, en 1864, la thèse d'Allo : Considérations sur les tubercules du cervelet.

Ces deux publications constituent, à proprement parler, les premiers travaux d'ensemble sur la question.

Toutefois, en 1834, Andral, dans ses Cliniques, rapportait un certain nombre de cas de tubercules du cervelet.

Mais c'est surtout grâce aux progrès de la physio-pathologie cérébelleuse dans ces dernières années, que les observations ont été publiées avec plus de précision grâce aux symptômes cérébelleux nettement établis. Les chirurgiens ont pu même apporter leur contribution à l'étude et à la thérapeutique de ces affections.

Il nous faut citer : l'importante thèse de Thomas sur le cervelet (Paris 1897).

Les leçons de Raymond (T. II et III de ses cliniques) ; les travaux divers de Babinski sur le syndrome cérébelleux ; les récentes recherches d'Alquier sur la physiopathologie du cervelet.

La thèse de Goublot : Les tubercules du cervelet (Paris 1904), portant sur un ensemble de 31 cas.

Celle de Berthaux sur les tumeurs du cervelet chez l'enfant (Paris 1908).

Enfin une série de travaux signés des chirurgiens Horsley, Allen Star, Jaboulay, Chipault, Duret, Maublanc (Thèse de Lyon 1905), Barthélemy.

Tout récemment, M. le professeur Rauzier a publié une très intéressante leçon sur le tuberculome du cervelet (*Province Médicale*, janvier 1911) à propos d'un cas très intéressant que nous avons eu l'occasion de suivre nous-même, il y a quelques mois, dans son service de la clinique de l'Hôpital-Suburbain.

ANATOMIE PATHOLOGIQUE

TUBERCULES. — TUBERCULOME. — ABCÈS.

En dehors de l'inflammation méningitique qui peut se manifester sur le cervelet comme sur les autres parties de l'encéphale, la lésion anatomique la plus fréquemment déterminée par l'infection tuberculeuse sur le cervelet, est le *tubercule*.

Tous les auteurs sont unanimes à en reconnaître la structure et l'aspect macroscopique, qui changent à mesure qu'il se développe et se transforme.

Les tubercules se trouvent souvent sous la forme de petites masses arrondies, se laissant facilement écraser entre les doigts ; d'autres fois, au contraire, possédant une grande consistance. Ces formations néoplasiques ont en général une couleur spéciale, teinte jaune verdâtre toute particulière ; mais cette coloration n'apparaît d'ordinaire qu'à une époque avancée de leur développement. Au début, elles sont blanc jaunâtre légèrement opalin, leur coupe ressemble à celle d'un marron d'Inde. Elles peuvent même, dans certains cas, offrir une disposition en couches concentriques. Du reste, le même produit tuberculeux peut présenter des différences marquées de coloration dans ses diverses parties, et ces modifications sont d'autant plus marquées que le tubercule est à une époque plus avancée de son développement. C'est ainsi qu'à la périphérie, ils sont blanc jaunâtre ou jaune citrin, tandis qu'au centre leur couleur est verdâtre. Les mêmes différences peuvent se montrer dans la consistance du tubercule : tantôt la consistance est dure et comme lardacée, tantôt au contraire molle et comme demi-liquide.

Le ramollissement est ordinairement partiel et débute par le centre même de la tumeur, mais à un degré plus avancé il peut être complet et donner lieu alors à un véritable abcès. Les tubercules cérébelleux peuvent subir quelquefois la dégénérescence calcaire.

La plupart des anciens anatomo-pathologistes admettaient que les tubercules encéphaliques sont toujours entourés d'une membrane kystique. Ces kystes, au dire de Gendrin, peuvent présenter quelquefois la transformation fibreuse, cartilagineuse et osseuse. Larcher, Andral, Calmeil ne semblent point admettre que cette disposition enkystée soit constante pour les tubercules cérébraux. Dans les nombreuses observations de tubercules du cervelet rapportées dans les auteurs, il a été rarement fait mention de pareils enkystements. Si dans certains cas, en effet, le tubercule cérébral est entouré d'une véritable coque, on le trouve souvent isolé de la pulpe cérébrale par un simple feuillet très mince, adhérent, ce qui en rend l'énucléation difficile, presque impossible. Il semble qu'il n'y a vraiment formation d'une capsule d'enveloppe que dans les tubercules déjà anciens, passés à l'état de tumeur véritable.

Ce fait, cependant, a, comme nous le verrons, une grande importance chirurgicale et c'est ainsi que Duret a pu dire, au congrès de la Tuberculose de 1905, « que les tuberculomes sont de véritables tumeurs de l'encéphale qui, contrairement aux affections diffuses ou en nappe des méninges, donnent aujourd'hui une réelle satisfaction au point de vue chirurgical. » L'inflammation qui accompagne le travail de ramollissement parait être pour beaucoup dans la production de cette coque tuberculeuse.

La substance cérébelleuse environnante peut quelquefois ne présenter aucune altération ; c'est ce qui arrive principalement toutes les fois que la mort vient interrompre l'évolution du tubercule ; d'autres fois, au contraire, la pulpe nerveuse, dans la plupart des cas, est plus ou moins altérée. Le tubercule est entouré d'une zone ordinairement étroite de substance nerveuse ramollie, blanchâtre, légèrement rosée parfois, à cause des petites hémorragies qui peuvent s'y produire.

Cependant, Hayem, dans sa thèse inaugurale, semble n'avoir que très rarement constaté ces modifications de structure des parties environnantes.

« Très souvent, dit-il, parmi les nombreuses tumeurs que nous avons eu à examiner, nous n'avons trouvé, ni à l'œil nu, ni au microscope, aucune altération appréciable. Autour des masses dures, jaune verdâtre au centre, grisâtres à la surface, que l'on rencontre si souvent chez les enfants scrofuleux ou tuberculeux et que l'on décrit comme tubercules de l'encéphale, nous n'avons également trouvé que des altérations peu considérables. La substance nerveuse présente autour de ces productions morbides, dont l'énucléation est toujours facile, une différence manifeste, mais qui ne s'étend qu'à quelques millimètres de distance. De plus, elle offre une coloration jaunâtre, et au microscope, on trouve dans cette substance molle des éléments vésiculeux contenant un ou deux noyaux, rarement un plus grand nombre, et autour de ces noyaux, les masquant plus ou moins complètement, des granulations graisseuses. Dans quelques cas, un certain nombre des ces vésicules

prennent tout à fait le caractère de corps granuleux. Dans
le tissu nerveux lui-même, on voit çà et là de petites granulations graisseuses dans le tissu interstitiel ou dans les
parois vasculaires. Quand des tumeurs sont en rapport
avec la substance blanche, on trouve, outre les altérations
précédentes, quelques tubes nerveux dépourvus de leur enveloppe de myéline et entourés de fines granulations graisseuses. »

Pour Macabiau, le plus souvent, le ramollissement de la
pulpe cérébelleuse entourant le tubercule ne paraît être
qu'une atrophie simple des parties comprimées. Cette atrophie peut, dans certains cas, être telle qu'une partie du
cervelet disparaît, absorbée, pour ainsi dire, par la tumeur
qui en occupe la place.

Dans d'autres cas, les lames cérébelleuses atteintes dans
leur nutrition par le voisinage du tubercule, se trouvant
comprimées dans leur membrane d'enveloppe inextensible,
peuvent être réduites à de minces feuillets blanchâtres,
qui ne rappellent que grossièrement leur disposition primitive.

Plus rarement enfin, le cervelet peut subir une véritable hypertrophie. Il en était ainsi dans un cas rapporté par
Barrier, dans lequel les deux hémisphères cérébelleux, surtout celui du côté droit, étaient hypertrophiés sous l'influence d'une tumeur tuberculeuse, développée principalement dans le lobe médian.

Enfin, Raubitschek a récemment démontré la persistance
des prolongements cylindraxiles au milieu de certaines
tumeurs tuberculeuses. C'est ce qui explique la persistance
de la fonction dans certains cas de tubercules latents, la
partie essentielle de l'organe étant conservée.

Le nombre des tubercules est excessivement variable.
Le tubercule peut se présenter seul (18 fois sur 31 dans

la thèse de Goublot). Dans d'autres cas, le cervelet peut
renfermer plusieurs tubercules.

Il est quelquefois associé à d'autres tumeurs ou à d'autres manifestations tuberculeuses intracncéphaliques.

Cruveilhier avait même signalé à ce sujet une particularité importante, avec observations à l'appui. « S'il y a
coïncidence de tubercules dans le cerveau et dans le cervelet, disait-il, ils ne siègent pas du même côté dans les
deux organes. Ainsi, s'il existe des tubercules dans l'hémisphère cérébral droit, et qu'il en existe en même temps
dans le cervelet, ils sont dans le lobe gauche de ce dernier
organe. »

Comme le dit Goublot, il semble bien que si, dans certains cas, l'opinion de Cruveilhier se trouve vérifiée, elle
ne peut être considérée comme une règle générale et absolue.

Le siège occupé par les tubercules cérébelleux est des
plus variables. Citons pour mémoire que, d'après Allo, le
lobe gauche serait le plus fréquemment atteint; pour Macabiau, au contraire, ce serait le lobe droit. En réalité, ils
siègent aussi bien dans le lobe droit que dans le lobe gauche et qu'au niveau du vermis. Ils siègent indifféremment
dans la substance blanche et dans la substance grise.
Ils sont superficiels ou centraux. Superficiels, ils sont d'origine pie-mérienne et tendent à se développer vers la profondeur, en refoulant la substance nerveuse environnante.
Centraux, ils peuvent envahir une grande étendue de l'organe avant d'atteindre la corticalité.

Le volume est extrêmement variable : tantôt ils n'ont
que la grosseur d'un pois, d'une lentille, d'une noisette ;
tantôt, au contraire, ils atteignent le volume d'une noix,
d'un œuf de poule, du poing, comme dans le cas de Cornil,

pouvant quelquefois occuper tout un lobe et le transformer
en une véritable masse tuberculeuse.

Quand le tubercule, par son évolution, a atteint un développement aussi considérable, il constitue une véritable
tumeur, le *tuberculome*. Le tuberculome est donc le tubercule solitaire et massif du cervelet.

Le tuberculome peut être formé d'un ou plusieurs tubercules et c'est bien de lui que nous pouvons dire avec Vir-
chow : « Le tubercule des centres nerveux **est** solitaire,
mais il n'est pas formé par un seul tubercule. Une tumeur
semblable ayant le volume d'une noix ou d'une pomme,
contient plusieurs milliers de tubercules : c'est un réseau
entier qui s'accroît, non pas parce que le foyer primitif
se développe, mais parce que de nouveaux foyers se forment et s'accroissent à la périphérie. »

En dehors de ces manifestations habituelles, tubercules
ou tuberculomes, le bacille de Koch peut encore se localiser
sur le cervelet, en y déterminant, soit d'emblée, soit secon-
dairement, la production d'un véritable *abcès* tuberculeux.

Les observations de Fraenkel, de Rendu et Boulloche
ont été des premières à établir « que, sans intervention
d'aucun autre microbe, le bacille de Koch est susceptible
de déterminer une suppuration franchement phlegmoneuse
au lieu des exsudats caséeux qui se rencontrent dans la
plupart des cas de tuberculose cérébrale. »

Dans ces cas, le pus franchement phlegmoneux se col-
lecte soit en pleine substance blanche, soit en pleine substance grise, mais sans qu'il existe nécessairement une méningite suppurée préalable ou concomitante.

Nous avons rapporté à la fin de ce travail l'observation
de Goublot relative au cervelet, qui peut être, à bon droit,
rapprochée de celles des auteurs précédents.

« Cet abcès tuberculeux était constitué par trois zones distinctes. Au centre, une cavité pleine de pus : une zone moyenne, formée de tissu caséeux ; puis une zone externe grisâtre en rapport avec la substance blanche du cervelet. De place, en place, des traînées purulentes traversent la zone caséeuse et gagnent la cavité de l'abcès. A mesure que l'on se dirige vers le centre, on remarque que les globules blancs, vivaces et à noyaux fortement colorés, dans la zone caséeuse, perdent peu à peu leur vivacité et présentent l'aspect de véritables globules de pus. Dans la couche externe, constituée par des cellules embryonnaires, on aperçoit des cellules géantes. L'infiltration embryonnaire se prolonge irrégulièrement autour de l'abcès et va mourir dans la substance blanche du cervelet. »

Fraenkel considère l'abcès comme un vieux tubercule ayant subi une fonte progressive arrivant jusqu'au ramollissement et à la suppuration, et ce fait peut expliquer jusqu'à un certain point la rareté des abcès tuberculeux du cervelet relativement à la fréquence des tuberculomes.

Mais à côté de cette évolution, il faut faire une place à part à l'abcès tuberculeux dû à une propagation suppurative de voisinage et tenir compte surtout, comme nous le verrons au chapitre étiologie, des suppurations otitiques d'origine tuberculeuse pouvant se propager par la paroi postérieure du rocher, et donner lieu à des phénomènes de suppuration dans le cervelet.

L'abcès d'origine otique est plus fréquent dans le cervelet que dans le lobe temporo-sphénoïdal : cela tient à ce que, dans la fosse moyenne du crâne, le point par où l'infection est possible est limité au toit de la caisse du tympan et de l'antre, alors que dans la fosse postérieure ou cérébelleuse, l'infection peut se faire tout le long de la face postérieure du rocher et dans le sillon du sinus. De plus,

l'aire superficielle des circonvolutions du cervelet qui sont
en rapport avec la surface postérieure du rocher est plus
grande que celle des circonvolutions temporo-sphénoïdales
en rapport avec le toit. Enfin la première s'enfonce profondément entre les circonvolutions et les lobes du cervelet,
et, si elle s'infecte, elle transporte facilement l'infection
dans la profondeur de l'organe (Tollemer).

L'abcès peut être unique ou multiple, enkysté ou diffus
dans la substance cérébelleuse. Il peut s'accompagner souvent d'un autre abcès situé entre le rocher et la dure-mère
et d'une pachyméningite purulente externe qui sert d'in-
termédiaire entre la lésion de l'oreille et l'abcès cérébelleux ; il peut même communiquer par une perforation
avec le foyer de la carie : la phlébite du sinus n'est pas
rare. Mais les méninges peuvent être saines et l'abcès entouré de tous côtés par la substance cérébelleuse.

Il est certain que l'abcès tuberculeux du cervelet constitue plutôt une rareté. Il importait cependant d'étudier ici
cette lésion, étant donnés les faits rapportés par les auteurs.

La tuberculose peut enfin se manifester sur le cervelet
en revêtant la forme de la *granulation miliaire*.

Nous n'insisterons pas sur l'étude de la granulie cérébelleuse. Nos recherches d'observations sont restées in-
fructueuses sur ce point. C'est que, selon nous, les lésions
de granulie ne se constatent que sur la table d'autopsie
et que les auteurs ne sont pas étendus sur ces manifestations, qui peuvent exister dans le cervelet comme dans
tout autre organe, sans toutefois donner lieu à des symptômes prédominants pendant le cours d'une granulie aiguë.

La tuberculose du cervelet peut être accompagnée d'autres lésions intracrâniennes : tantôt ce sont des lésions

de même nature, placards de méningite tuberculeuse, par
exemple, surtout à la face inférieure du cervelet ; d'autres fois, la méningite est généralisée et accompagnée
d'épaississement de l'arachnoïde, d'œdème sous-arachnoïdien et de tractus pseudo membraneux, tantôt et dans
la moitié des cas environ, une hydrocéphalie que l'on peut
rattacher à des compressions veineuses multiples (veines
émissaires ventriculaires, veines de Galien, sinus droit).

Barrier a, le premier, en 1840, insisté sur ces faits d'hydrocéphalie ventriculaire dus aux tubercules du cervelet.
Après lui, Rillet et Barthez disaient : « Les tubercules du
cervelet sont ceux qui déterminent de préférence cet épanchement ; ils peuvent en effet, plus facilement que partout ailleurs, exercer une compression sur le sinus droit
et sur les veines de Galien ; ainsi, sur 13 exemples d'hydrocéphalie chronique tuberculeuse publiés par nous, ou
rapportés dans les recueils de médecine, onze fois le cervelet était le siège du produit accidentel. » Ainsi donc,
l'hydropisie ventriculaire est presque toujours liée aux
tubercules cérébelleux, mais il faut, pour qu'elle se produi-
se, certaines conditions de siège et de volume des tubercules.

La quantité de l'épanchement est variable et dépend en
général du volume même de la tumeur. Ordinairement de
200 à 300 grammes, elle peut atteindre jusqu'à un litre.
L'hypertension intracrânienne peut aller, chez l'enfant,
jusqu'à faire éclater les sutures (Bergmann).

Enfin l'autopsie révèle généralement d'autres lésions tuberculeuses portant sur les viscères, les os, les articulations, les ganglions.

ETIOLOGIE

La tuberculose du cervelet n'est pas une exception. En dehors des chiffres que nous allons donner et qui sont relatifs à des tumeurs ayant donné lieu à des symptômes non douteux, il ne faut pas en effet oublier de tenir compte des cas où les manifestations tuberculeuses évoluent sans symptômes apparents ou dans lesquels les dits symptômes ne se manifestent que tardivement, à un moment où toute intervention serait tentée inutilement. Nous avons résumé dans le tableau suivant les statistiques publiées dans ces dernières années : elles portent sur les tubercules cérébraux, en général, dont les observations déjà publiées sont au nombre de plusieurs centaines.

	ADULTES	ENFANTS
Hale White et Bernhardt.	580 cas dont 137 de nature tuberculeuse.	
Birche Hirschfelt.	313 cas dont 132 de nature tuberculeuse.	
Seidl (Munich).	37,5 p. %. de tum. tuberc.	85,7 p. %.
Allen Starr.	300 cas dont 42 tubercu-lomes.	300 cas dont 152 de nat. tuberc.

Les 152 cas de tuberculose intracrânienne d'Allen Starr chez *l'enfant* se répartissent ainsi :

Cervelet 47

Hémisphères. 33

Protubérance. 19

Tubercules quadrijumeaux 16

Bulbe et 4ᵉ ventricule 3

Tubercules multiples 29

et chez l'adulte, des 42 cas rapportés par le même auteur

20 occupaient le cervelet

14 occupaient les hémisphères.

7 tubercules multiples.

Ces statistiques montrent d'abord la fréquence *plus grande* des tubercules *chez l'enfant* et, remarque importante au point de vue de l'intervention, *leur multiplicité* dans le jeune âge.

Elles montrent aussi la *grande fréquence* des tubercules du cervelet par rapport aux autres parties de l'encéphale, contrairement à l'opinion d'Andral, qui les considérait comme plus rares que ceux du cerveau.

Goublet a recueilli dans sa thèse 31 cas de tubercules ou tuberculomes du cervelet, se répartissant ainsi :

1 enfant de 14 mois ; 11 entre 1 et 10 ans ; 8 entre 10 et 20 ans ; 7 entre 20 et 30 ans ; 4 entre 30 et 45.

Soit 20 fois la tuberculose cérébelleuse avant 20 ans, contre 11 fois chez l'adulte.

Une constatation faite par la plupart des auteurs est que le sexe masculin est le plus fréquemment atteint : 14/24 (Fleichmann) ; 19/25 (Goublot).

Tous les âges peuvent être frappés, mais ce sont surtout l'enfance et l'adolescence qui paient à l'affection le tribut le plus considérable. Des constatations personnelles que nous avons faites en parcourant les observations nom-

breuses que nous avons eues sous les yeux au cours de ce
travail, il nous a semblé que les manifestations tuberculeuses correspondaient surtout à ce que nous pourrions
appeler les périodes critiques : la première enfance, les
époques de dentition, la puberté.

Le tuberculome ou tubercule solitaire se rencontre surtout chez l'adulte, ce qui correspond, en somme, à son
évolution, tandis que les tubercules multiples se rencontrent surtout chez l'enfant. On ne voit guère de tuberculome du cervelet au-delà de 45 ans ; par contre, Demme a
signalé un tuberculome de la grosseur d'une noisette
dans le cervelet d'un enfant de 23 jours, mort d'une broncho-pneumonie.

Comment le bacille de Koch, facteur étiologique du tubercule cérébelleux, est-il amené à se localiser dans le
cervelet ?

La localisation cérébelleuse est généralement secondaire
et il semble bien que, suivant la loi de Louis, ce soit presque toujours à une tuberculose pulmonaire qu'elle suc-
cède.

Mais la tuberculose cérébelleuse peut être primitive et
même isolée, comme le montre le cas de Sébileau que nous
rapportons ici (obs. IX). Déjà, en 1835, Laiguillon citait
deux faits de ce genre et il est des faits bien positifs dans
lesquels la tumeur cérébelleuse a paru précéder le développement de la phtisie pulmonaire.

Son étiologie ne diffère guère de la tuberculose en général et elle peut se résumer (la question de microbe mise
à part), dans cette formule de Jaccoud, que notre maître le
professeur Rauzier se plait à répéter : « La tuberculose
est l'aboutissant commun de toutes les déchéances consti-
tutionnelles de famille ou d'individu. »

L'hérédité, la mauvaise alimentation, le défaut de soins

hygiéniques, la misère ont une large influence sur son développement.

Elle peut se manifester chez plusieurs membres de la même famille et simultanément, comme dans les deux cas de Candellé (obs. III et IV).

Dans quelques observations, le traumatisme est invoqué comme cause occasionnelle, 4 malades de Goublot sur 31 répondaient à cette étiologie. Certains auteurs expliquent même la prédilection de la localisation du bacille dans le cervelet chez les enfants par suite des chutes fréquentes qu'ils font sur la nuque.

Une émotion vive, une frayeur peuvent provoquer l'apparition des symptômes (Obs. II, IX).

Mais ces différents facteurs ne suffisent pas à expliquer la préférence du bacille à se localiser sur le cervelet.

Evoquant les idées émises par Souques et Charcot, dans leurs études sur la localisation des tubercules dans la région paracentrale, il nous faut tenir compte, semble-t-il, des dimensions restreintes de l'organe cérébelleux par rapport au reste de l'encéphale, sa richesse vasculaire, enfin et surtout ses relations de voisinage.

Il nous faut ici insister sur le voisinage de l'oreille, qui est souvent la porte d'entrée du bacille tuberculeux.

Il est admis depuis longtemps que les suppurations otitiques ont une fâcheuse tendance à entraîner de graves complications encéphaliques parmi lesquelles des abcès cérébraux et cérébelleux ; de nos jours, la plupart des auteurs admettent que les lésions de l'oreille, bien moins souvent méconnues qu'autrefois, sont une cause bien plus fréquente des abcès encéphaliques.

« On arrive à cette conclusion que, abstraction faite des abcès d'origine traumatique, presque tous les abcès cérébraux sont d'origine auriculaire. D'où une règle im-

portante : toujours examiner avec grand soin les oreilles
chez les sujets atteints d'accidents encéphaliques (Gran-
cher, Maladies de l'enfance, t. IV).

Il est établi aujourd'hui que les otites chroniques sont
fréquemment tuberculeuses.

Eschle, le premier, en 1883, a constaté le bacille de la
tuberculose dans les sécrétions de l'oreille.

Nathan, en 1884, a constaté 12 fois le bacille de Koch
dans 40 cas d'otorrhée.

Habermann, en 1888, 9 fois sur 18.

Hartmann, sur 47 nourrissons, rencontre chez 37 d'entre
eux de l'otite moyenne suppurée ; il y trouve tous les bacilles, y compris celui de la tuberculose.

Barbarin, dans sa thèse, en 1902, arrive à cette conclusion : que 10 p. 100 des otites chroniques sont tuberculeuses.

Mais déjà dans sa thèse d'agrégation (1883), le professeur Robin pouvait dire : « Quels sont les sujets chez lesquels se développe le plus souvent l'otorrhée ? Ce sont
les scrofuleux et les tuberculeux. Quels sont ceux chez lesquels l'otorrhée est tenace et la carie du rocher plus fréquente ? Encore les tuberculeux. Enfin, quels sont les malades qui, deux fois sur trois, meurent d'accidents cérébraux dans le cours d'affections de l'oreille ? Toujours
les tuberculeux. »

La propagation de l'infection peut se faire soit par
contiguïté, soit à distance, par les vaisseaux sanguins,
lymphatiques et par les troncs nerveux eux-mêmes.

SYMPTOMATOLOGIE

Quelle que soit la lésion considérée, tubercule, tuberculome ou abcès, l'abcès n'étant qu'une lésion cérébelleuse en foyer et généralement chronique, les phénomènes symptomatiques ne diffèrent guère.

Mais on conçoit tout de suite de quelle complexité ils peuvent être, étant donné ce que l'étude anatomo-pathologique de ces lésions nous a montré ; leur irrégularité, leur développement capricieux, leur action à distance variable, leurs complications.

Ces symptômes sont de deux ordres : les uns, symptômes généraux, ou mieux symptômes de compression générale, sont des symptômes communs à toutes les tumeurs cérébrales ; ils sont liés à la seule présence de la tumeur qui, logée dans une boîte inextensible, augmente rapidement la tension du milieu, déterminant des phénomènes de compression, d'excitation des centres nerveux et des nerfs qui en partent ; les autres sont plus spéciaux et sont en rapport avec le siège, la localisation du néoplasme, ce sont les symptômes cérébelleux proprement dits qui constituent par leur ensemble le *syndrome cérébelleux*.

A. Phénomènes généraux d'hypertension intracrânienne.

Ces phénomènes acquièrent dans les localisations cérébelleuses des caractères particuliers de fréquence, de té-

nacité et de violence. Ce fait s'explique par la situation
et les rapports de l'organe. Le cervelet est logé à l'étroit
dans les fosses cérébrales postérieures, il est en rapport
par son vermis avec les veines émissaires ventriculaires,
veines de Galien, sinus droit. Une tumeur se développant
dans le cervelet ou à son voisinage déterminera des phénomènes d'hypertension en rapport avec son volume même
ou par stase veineuse, lorsque, située dans le vermis, elle
comprimera les veines de Galien ou le sinus droit ; d'autre
part, elle se manifestera par des symptômes cérébelleux
d'ordre irritatif ou plus souvent de déficit ; enfin, elle
s'accompagnera à un moment donné de phénomènes de
compression des parties voisines du névraxe, bulbe ou
protubérance, nerfs crâniens.

Parmi ces phénomènes généraux se rangent la céphalée, les troubles digestifs (vomissement et constipation),
les troubles oculaires.

Céphalée. — La céphalée est un des signes les plus précoces et les plus constants. Tous les auteurs s'accordent
pour en signaler la fréquence. Macabiau, dans sa thèse,
sur 60 observations, la trouve signalée 36 fois ; Ollivier et
Leven (Archives de médecine, 1864), sur 76 cas d'affections diverses, la notent 41 fois ; Luys (Archives de médecine, 1870), sur 100 cas, 58 fois.

C'est une sensation de pesanteur, ou bien une douleur
vive, que les malades comparent à des coups de marteau
portés sur le crâne. Cette douleur est tantôt continue,
tantôt rémittente, et dans ce dernier cas, entrecoupée de
paroxysmes, d'où le nom que lui a donné Brissaud de
« céphalée explosive ».

Son siège est souvent en rapport avec celui de la lésion;
dans les cas de tumeur cérébelleuse, elle aurait pour siège

de prédilection la région occipitale ; pour Macabiau, 22
fois sur 36 cas, où le siège de la douleur était bien précisé ;
31 fois sur 31 cas pour Leven et Ollivier ; 25 fois sur 32
cas pour Luys ; d'après Mills, Stewart et Holmes, ce serait dans la moitié des cas.

La pression, la percussion pratiquées en un point déterminé de la région occipitale peuvent exagérer ou réveiller
la douleur.

Cette douleur peut s'irradier dans la région cervicale
entre les deux épaules, plus rarement au devant du cou,
exceptionnellement du côté du front ou de la région rétro-
oculaire.

Stewart et Holmes attachent une très grande valeur à *la
douleur provoquée par la percussion* de la région occipitale et la considèrent comme un signe important de localisation ; ainsi localisée, elle indique le côté et parfois
le point exact où siège la lésion cérébelleuse.

Certaines tumeurs peu volumineuses ou profondément
situées dans la substance blanche, n'ont, à aucun moment,
déterminé de phénomènes douloureux (Bruns). Ce sont
d'ailleurs des faits exceptionnels.

Vomissements. — Les vomissements offrent tous les
caractères des vomissements d'origine encéphalique ; ils
se produisent *sans effort*, par une sorte de régurgitation,
sans nausées préalables, surviennent à intervalles très variables, sans rapport aucun avec l'alimentation. Ils accompagnent généralement les périodes de recrudescence
de la céphalée ; ils sont réveillés par les mêmes causes,
par exemple un brusque changement de position. En général précoces, ils peuvent se produire à n'importe quel
moment de la maladie. Ils sont alimentaires, muqueux
ou bilieux. Parfois réduit à l'état de nausée, le vomisse-

ment cérébelleux peut être incoercible. Et c'est ainsi que, tout récemment, Dufour et Perrin ont pu interpréter, par la présence d'une tumeur cérébelleuse de nature tuberculeuse, constatée à l'autopsie, les vomissements incoercibles d'une femme enceinte.

Macabiau les avait notés environ dans la moitié des cas de tumeurs du cervelet étudiés par lui. Les statistiques de Luys et celles de Leven et Ollivier s'écartent sensiblement de ce chiffre (35 fois sur 100 cas, d'après Luys ; 22 fois sur 76 cas, d'après Ollivier et Leven). Par contre, Goublot les a rencontrés 22 fois sur les 31 observations rapportées dans son travail. Cette divergence s'explique, comme le fait remarquer Bernheim, par ce fait que ces derniers auteurs ont réuni des affections diverses du cervelet et non exclusivement des faits de tumeurs. D'après Nothnagel, en effet, les vomissements font défaut dans les affections *de déficit* et ne s'observent que dans les cas où la capacité crânienne est diminuée, c'est-à-dire dans les tumeurs, les foyers hémorragiques récents ou les collections purulentes. Selon Bruns, enfin, ce vomissement serait pathognomonique de tumeur des régions postérieures qui agirait plus particulièrement sur les centres du vomissement situés dans le bulbe.

Ces vomissements s'accompagnent d'anorexie et de *constipation opiniâtre*, signalée dans nombre d'observations.

Pour Brissaud, vomissement et constipation semblent résulter de la compression bulbaire par l'hydrocéphalie ventriculaire.

Troubles oculaires. — Les troubles oculaires, constatés chez les sujets atteints de tuberculose du cervelet, dépendent, non pas tant de la lésion cérébelleuse elle-même, puisque le cervelet n'a aucune fonction visuelle, mais ré-

sultent très probablement de la compression exercée par
le liquide céphalo-rachidien en excès sur les centres de la
vision.

Le cas de Jaboulay et Descos suffirait à le prouver :
ayant trépané un malade présentant un tubercule du
lobe droit du cervelet, ils constatèrent la disparition de
la cécité par suite de la décompression.

L'amblyopie, l'amaurose existent dans 50 0/0 des cas
d'après Luys ; elles présentent tous les degrés jusqu'à la
cécité complète survenue plus ou moins rapidement. En
général, les pupilles sont inégales, les troubles pupil-
laires étant très variables. Les lésions sont unilatérales
ou bilatérales. Au début, l'ophtalmoscope permet de constater une stase papillaire plus ou moins marquée, les artères sont rétrécies, les veines dilatées et flexueuses se
délimitent assez mal sur un disque optique rouge, congestionné ; puis, très rapidement, la papille s'œdématie, se
soulève, perd la régularité de ses contours, devient grisâtre. La rétine prend une coloration analogue et un
aspect strié. Dans une troisième phase d'atrophie et de
sclérose souvent précoce, on voit la papille s'affaisser, se
couvrir de plaques blanchâtres ainsi que la région avoisi-
nant la rétine ; au niveau de la macula se montrent une
série de stries blanches concentriques.

Le *nystagmus* est fréquent. D'après Neumann (1), il
doit particulièrement attirer l'attention, car il en a presque toujours constaté l'existence dans l'abcès du cervelet, tandis qu'il est tout à fait exceptionnel dans l'abcès
du cerveau. « Il est étonnant, dit-il, que les auteurs ne
l'aient point fait remarquer ; sans doute il leur est passé

---

(1) Archiv. für Ohrenheilk, 1906.

inaperçu, car il n'apparaît que dans la direction latérale du regard »

Hydrocéphalie. — Les tumeurs médianes comprimant le sinus droit, après avoir refoulé la tente du cervelet, provoquent fréquemment le tableau clinique de l'hydrocéphalie. Ces faits se produisent surtout chez les enfants et, comme l'a montré Barrier dans son mémoire, l'hydrocéphalie peut devenir à tel point prédominante que, les symptômes ordinaires des tumeurs du cervelet étant estompés ou nuls, l'on méconnaît sa véritable origine.

Mais l'hydrocéphalie avec disjonction des sutures et augmentation excessive et rapide du volume du crâne peut se montrer beaucoup plus tard que ne le pensait Barrier, elle n'est pas rare jusqu'à six ou huit ans. Raymond, dans ses cliniques, a rapporté une observation où on a pu l'observer chez un garçon de 17 ans.

L'intelligence reste en général intacte ; il arrive fréquemment qu'elle soit affaiblie, mais comme Brissaud l'a montré, l'affaiblissement intellectuel, la torpeur cérébrale n'est que la conséquence de la céphalée qui torture les malades, sans leur laisser de trêve.

B. Syndrome cérébelleux

La seconde série de symptômes, ceux qui correspondent à la localisation cérébelleuse, constituent ce qu'on a appelé le *syndrome cérébelleux*.

Ces symptômes de localisation sont très variables, non seulement, selon le siège et l'étendue de la tumeur, mais encore selon sa nature et surtout la rapidité plus ou moins grande de son développement.

Un simple tubercule limité à un noyau central donnera des symptômes accentués et caractéristiques, tandis qu'un tuberculome, même volumineux, pourra rester latent s'il n'intéresse ni les noyaux centraux, ni les faisceaux nerveux qui en partent ou qui y arrivent. Comme l'a montré Thomas, dans sa thèse sur le cervelet, « les lésions localisées à l'écorce d'un seul hémisphère, n'intéressant pas la profondeur, peuvent n'entraîner aucun trouble. »

De même, un tuberculome massif, mais dont le développement a été très lent, peut, pendant longtemps, ne se révéler par aucun symptôme topique, soit qu'il laisse à l'organe le temps de s'accommoder à sa présence, soit qu'il laisse aux régions saines de l'organe et à l'écorce cérébrale le temps de suppléer les régions détruites. Ces tuberculomes peuvent être silencieux pendant la plus grande partie de leur évolution et se terminer par une généralisation de tuberculose méningée ou bien ils ne présentent que des symptômes d'hypertension cérébrale.

Les symptômes constituant le syndrome cérébelleux sont : le vertige, la titubation, l'asynergie, les mouvements démesurés, l'adiadococinésie, la catalepsie cérébelleuse.

Vertiges. — Le vertige constitue un symptôme important des localisations cérébelleuses ; mais il est loin d'être constant ; il coexiste en général avec la titubation, mais il peut exister seul, de même que la titubation et les troubles moteurs peuvent exister sans lui. Les chiffres suivants empruntés à Bernhardt donnent une idée de sa fréquence relative : sur 112 cas de tumeurs cérébelleuses, il a été observé 36 fois, à savoir : 8 fois sur 22 cas de tumeurs du lobe moyen ; 28 fois sur 68 cas de tumeurs des lobes latéraux. Le siège de la tumeur paraîtrait donc avoir peu d'influence sur la production de ce symptôme.

Comme le fait remarquer Berthaux, s'appuyant sur les travaux de Déjerine, Grasset, le vertige est un phénomène purement subjectif, auquel on ne peut attacher toute l'importance qu'il mérite, qu'autant que ses modalités peuvent être décrites avec précision par le malade.

Le vertige peut être défini ou indéfini.

Le vertige défini consiste en une sensation de déplacement des objets extérieurs et du malade lui-même, par rapport aux objets extérieurs, déplacement qui se fait toujours dans un sens déterminé.

Stewart et Holmes ont insisté sur ce symptôme qui mérite seul le nom de vertige cérébelleux et lui reconnaissent une véritable valeur localisatrice.

Le vertige indéfini consiste seulement en une sensation vague d'étourdissement, de faiblesse, telle que le malade croit qu'il va tomber en syncope, en même temps surviennent des vomissements, des bourdonnements d'oreille, la vue se trouble.

Quelquefois tardif, le vertige peut apparaître au début de la maladie ; il ne se produit alors que dans la station debout, et il suffit d'un point d'appui pour le faire diminuer, mais le plus souvent il est fort et continu, même quand le malade est assis ; il persiste, dans certains cas, dans le décubitus dorsal. Quelquefois, de même que les vomissements, il s'accentue ou se produit dans certaines positions, le malade étant au lit ; le plus souvent, c'est lorsque le patient se couche sur un certain côté, toujours le même, que l'on voit le vertige apparaître ou s'exagérer, tandis qu'il diminue ou cesse lorsque le malade se couche de l'autre côté. Ces variations importantes pour le diagnostic sont dues à la compression du vermis par la tumeur dans une certaine position, compression qui cesse lorsque le malade se couche sur le côté correspon-

dant à l'hémisphère du cervelet où la lésion s'est développée (Tollemer). Le plus souvent l'occlusion des
yeux exagère le vertige.

Titubation cérébelleuse. — Le cervelet étant le centre
principal des excitations réflexes qui maintiennent le
corps en équilibre, c'est dans les lésions destructrices de
cet organe, les tumeurs et quelquefois les traumatismes
opératoires nécessités par leur ablation, que les troubles
de l'équilibre acquièrent leur maximum d'intensité. Ces
troubles se manifestent dans la démarche, la station debout, les différents mouvements des membres supérieurs
(Déjerine).

La démarche du cérébelleux n'est pas celle de l'ataxi-
que ; elle est analogue à celle d'un homme ivre et rappelle
aussi celle de l'enfant qui apprend à marcher. Le malade
marche les jambes écartées, il trébuche, chancelle presque
à chaque pas, tantôt d'un côté, tantôt de l'autre. Toute la
plante des pieds ne porte pas en même temps sur le sol ;
le pied appuie tantôt à plat, tantôt sur le talon ou la base
des orteils ; ceux-ci exécutent un mouvement continu d'extension et de flexion. Le pied est peu soulevé. Le malade
balance le corps, tantôt d'un côté, tantôt de l'autre ; il
s'avance en festonnant, suivant une ligne brisée. Dans la
station debout, il se cale, écarte les jambes, mais le corps
oscille plus ou moins, et les orteils sont constamment en
mouvement. Il ne peut tourner sur lui-même facilement.
Dans les cas avancés, même un point d'appui, ne suffit
pas à rétablir l'équilibre ; le malade tombe par perte de
l'équilibre.

La démarche ébrieuse, telle qu'elle vient d'être décrite,
est généralement symptomatique d'une tumeur médiane
ou symétrique du cervelet. Nothnagel prétend qu'elle est

3

le propre de la lésion du vermis. Certains observateurs
cependant rapportent des cas de tumeurs développées
dans le vermis, sans avoir provoqué de troubles de la démarche. Goublot conclut dans sa thèse, que la lésion du
vermis peut déterminer, dans la *majorité* des cas des troubles de la démarche, mais on ne peut lui reconnaître, à
son avis, une valeur absolue et pathognomonique.

Dans les tumeurs unilatérales, les symptômes sont un
peu différents. Les oscillations sont toujours plus marquées d'un côté. Le malade chancelle comme s'il subissait
une traction latérale, invisible et soudaine au moment où
le pied quitte le sol. La titubation, la tendance à la chute
se produisent toujours du même côté. La marche a tendance à dévier vers ce côté : la ligne tracée par les pas
du malade au lieu d'être formée comme précédemment
d'une série de courbes ou de lignes brisées irrégulières,
est dans son ensemble nettement oblique et se dirige
vers le côté correspondant à la lésion. Cette déviation unilatérale est surtout fréquente dans les lésions à évolution
subaiguë : tumeurs à développement rapide, abcès, hémor-
rhagies, traumatismes. La latéro-pulsion peut être si accentuée, que le malade décrit des mouvements giratoires.

Mais ce n'est pas une loi absolue. Nothnagel pense,
sans l'affirmer, que la tendance à tomber d'un côté déterminé se présente surtout quand les pédoncules cérébelleux moyens sont intéressés. C'est ainsi qu'il cite les
cas de Friedberg, Belhomme, Romberg où, à côté de lésions du cervelet, existaient des lésions du pédoncule cérébelleux moyen.

La chute peut se faire soit du même côté que la lésion
cérébelleuse, soit du côté opposé.

Starr sur 20 cas, en trouve 16 où le malade tend à tomber du côté opposé à la lésion. Dans certains cas, la chute

au lieu d'être latérale peut se faire soit en avant, soit
en arrière.

La fermeture des yeux ou l'obscurité peuvent exagérer
la titubation, mais cet analogue du signe de **Romberg** dans
le tabès est un effet à distance et non un symptôme cérébelleux par lui-même ; il ne se produit que dans les tumeurs de grand volume, provoquant des compressions
étendues et des dégénérations importantes des organes
voisins (Tollemer).

Dans un très grand nombre de cas, l'*asthénie* constitue un des éléments les plus importants du syndrome.
Elle réside aussi bien aux membres supérieurs qu'aux
membres inférieurs ; elle peut être unilatérale, elle atteint toujours le côté du corps correspondant à l'hémisphère cérébelleux lésé.

Son degré est variable ; elle peut aller jusqu'à l'im-
potence complète, mais elle ne s'accompagne pas forcé-
ment de paralysie. Cette asthénie peut disparaître à la
suite du traitement, comme dans le cas de tuberculome du
lobe gauche opéré par Horsley, et que nous rapportons.

Il n'est pas rare de rencontrer une *attitude forcée* de
la tête et du cou, analogue à celle que prennent les ani-
maux à qui l'on a enlevé un lobe latéral du cervelet, soit
d'une façon permanente, soit au moment des crises : elle
est due à la contracture des muscles du cou et du dos.

D'après Auvray, cette attitude de la tête est, dans certains cas, caractéristique ; dans la station debout ou as-
sise la tête est placée de façon que la face est tournée vers
le côté de la lésion, le menton levé, l'oreille du côté opposé à la lésion étant plus rapprochée de l'épaule que
l'autre. Dans le cas de Bernheim, d'un enfant présentant
un tubercule du cervelet, le menton était en contact avec

le sternum et le corps complètement replié sur lui-même et immobile.

Asynergie cérébelleuse. — Depuis ces dernières années (1899), Babinski a particulièrement insisté sur la difficulté qu'éprouvent les malades atteints d'affections cérébelleuses, à associer les mouvements des diverses parties du corps : c'est un défaut de la *synergie* musculaire, qu'il faut étudier dans la démarche, la station debout et le renversement du corps en arrière, dans les mouvements isolés des jambes.

Démarche. — Chez le cérébelleux, la partie supérieure du corps ne suit pas le mouvement des membres inférieurs pour s'associer à leur propulsion : le tronc reste fixe, inerte, tandis que les membres inférieurs fonctionnent. Pour que la marche soit possible, il faut qu'un aide attire, en quelque sorte artificiellement, en avant, la partie supérieure du corps du malade, en se plaçant devant lui et en le saisissant par les mains.

Station debout. — Si le malade se tenant debout, les mains sur les hanches, on lui fait incliner la partie supérieure du corps en arrière, de façon à former l'arc de cercle, les membres inférieurs restent droits, rigides, tandis que normalement, l'individu, quand il prend cette attitude, est obligé de fléchir les jambes sur les pieds et les cuisses sur les jambes et de porter les genoux en avant.

Mouvements isolés du tronc ou des jambes. — Dans le décubitus dorsal, le cérébelleux ne peut s'asseoir les bras croisés, il lève les jambes sans parvenir à soulever le tronc. Il y a *flexion combinée de la cuisse et du tronc*, alors que normalement, il y a *flexion du tronc et extension de la cuisse.*

Lorsque le malade est assis et qu'il remue les jambes, les mouvements sont brusques, comme décomposés en leurs éléments : tous les segments du membre inférieur n'associent pas leurs mouvements d'une façon coordonnée.

Ces troubles asynergétiques peuvent être localisés à un seul côté du corps : ils portent alors le nom d'*hémiasynergie* (membre inférieur), et d'*hémitremblement* (membre supérieur) : ils siègent du même côté que la lésion, les fibres qui mettent chaque hémisphère cérébelleux en relation avec les membres n'étant pas entrecroisées.

Mouvements démesurés. — D'après Babinski, ce sont des mouvements qui dépassent le but d'une façon exagérée. Si le malade cherche à tracer une ligne jusqu'en un certain point, il ne pourra s'arrêter et dépassera la limite fixée. S'il veut toucher le nez avec l'index, le doigt dépassera le bout du nez et viendra heurter la joue. Dans la marche, le pied se soulèvera d'une façon exagérée, la flexion de la cuisse, dans le premier temps de la marche, étant bien plus accentuée qu'à l'état normal : il retombera avec bruit sur le sol, par suite de l'extension exagérée de la cuisse dans le deuxième temps. Le malade se rend compte que ses mouvements manquent de mesure et l'occlusion des yeux n'exagère pas ce trouble. Le cervelet ne règle plus l'intensité de l'impulsion et n'exerce plus son action frénatrice.

Adiadococinésie. — C'est une autre modalité de l'asynergie cérébelleuse, consistant en l'impossibilité d'accomplir rapidement des mouvements successifs simples, tels ceux de la pronation et de la supination. Cette dernière faculté portant le nom de *diadococinésie* du nom que lui a donné Babinski. Comme le fait remarquer Tollemer, la lésion cérébelleuse n'entrave pas la succession rapide des mouvements indépendants de la volonté tels que la trépidation épileptoïde, les différents tremblements, elle n'entrave que la succession rapide des mouvements volitionnels.

Catalepsie cérébelleuse. — C'est la fixité anormale de certaines attitudes. Elle ne se produit que si la force musculaire est suffisante.

État des réflexes. — L'état des réflexes est variable. Le plus sou.ent, ils sont *exagérés* surtout du côté de la lésion, si elle est unilatérale. Les réflexes *rotuliens*, normaux dans 10 pour 100 des cas, sont *exagérés* dans 60 pour 100, affaiblis dans 15 pour 100, abolis dans 15 pour 100.

Il semble que l'état des réflexes peut varier sous l'influence de différentes conditions difficiles à déterminer et que, exagérés au début, ils peuvent devenir normaux puis disparaître complètement à mesure que la tumeur se développe.

C. — *Signes inconstants ou de voisinage*

Mouvements anormaux. — Ils ont été signalés dans un certain nombre d'observations. Ce sont ou des tremblements, ou des mouvements choréiformes, ou des convulsions épileptiformes.

Paralysies-contractures. — Elles surviennent dans le domaine des nerfs crâniens ou des faisceaux pyramidaux. Elles sont sous la dépendance de tumeurs suffisamment volumineuses pour comprimer les nerfs voisins. Elles n'ont jamais été signalées dans les tumeurs peu volumineuses, tels que les petits tubercules.

Les symptômes observés du côté des nerfs crâniens sont très fréquents ; ils ont une très grande importance au point de vue du diagnostic local.

La compression du faisceau pyramidal peut produire l'hémiplégie croisée ou directe, suivant qu'elle porte au-dessus ou au-dessous de l'entrecroisement.

Les différents symptômes que nous venons d'énumérer, peuvent, comme nous le disons au début de ce chapitre, se présenter dans n'importe quelle lésion tuberculeuse du cervelet, tubercule, tuberculome, abcès. On conçoit naturellement qu'on ne puisse les rencontrer tous aussi prononcés les uns que les autres et même en parcourant les observations, on peut remarquer qu'il en est, parmi eux, qui n'ont jamais été signalés. Peut-être les auteurs ne les ont-ils pas recherchés ? Mais il faut surtout tenir compte de ce fait que la physiopathologie cérébelleuse est de date encore toute récente, et nous avons tenu à étudier ici ces différentes manifestations qui ne peuvent que rendre les plus grands services, ne serait-ce que pour la confirmation du diagnostic.

Il n'est pas rare en effet, de rencontrer des cas où les manifestations symptomatiques sont à peine ébauchées durant la vie, et les maladies meurent après avoir présenté de vagues symptômes, plutôt des signes généraux de tumeur cérébrale. La localisation cérébelleuse ne se manifeste qu'à l'autopsie.

Ces cas frustes, incomplets, sont surtout le fait des

tubercules à développement relativement lent et peu susceptibles par suite de provoquer des actions à distance. C'est dans ces cas surtout qu'il faudra chercher à approfondir le diagnostic, que tous les moyens devront être mis en œuvre et qu'il sera particulièrement utile de faire faire aux malades l'*exercice à la Babinski* comme on fait exécuter aux tabétiques l'exercice à la Fournier.

En ce qui concerne l'abcès cérébelleux, la symptomatologie peut quelquefois présenter quelques particularités. C'est que l'abcès peut présenter deux marches : l'une aiguë, l'autre chronique, qui se succèdent souvent.

La forme aiguë est rare, surtout en ce qui concerne l'abcès tuberculeux. Elle se manifeste surtout par *les signes de suppuration* : l'hyperthermie, les frissons. D'emblée, ces symptômes ont un caractère grave et ils peuvent masquer la lésion cérébelleuse. Mais ils s'accompagnent alors de signes locaux, la rougeur de la région mastoïdienne, l'empâtement, enfin l'écoulement par le conduit auditif.

Le plus souvent, l'abcès se présente sous la forme chronique. Les symptômes peuvent alors être ceux que nous avons précédemment étudiés, principalement les phénomènes d'hypertension intra-crânienne, mais la plupart du temps, il y aura un écoulement purulent de l'oreille.

DIAGNOSTIC

Le diagnostic de la tuberculose du cervelet repose sur les données symptomatiques que nous venons d'énoncer.

Mais pour parvenir à l'établir de façon précise, il est nécessaire de le décomposer en ses éléments et d'en poursuivre les étapes successives : celles-ci sont au nombre de quatre :

1° Détermination de la lésion *cérébrale* ;

2° Localisation de la lésion au cervelet, ce qui constitue le *diagnostic régional*.

3° Détermination du siège de la lésion dans l'organe, *diagnostic cantonal* ;

4° Nature de la lésion ; *diagnostic étiologique*.

Détermination de la lésion cérébrale. — Elle se fait à l'aide des troubles appartenant au syndrome commun des lésions cérébrales, c'est-à-dire des phénomènes généraux d'hypertension intra-crânienne (céphalée, vomissements) qui se rencontrent aussi bien dans les localisations cérébrales que dans les localisations cérébelleuses.

Diagnostic régional. — Il est souvent difficile à établir, par le fait même que nous venons d'énoncer.

La céphalée occipitale nettement accusée : ses paroxysmes violents arrachant des cris au malade, pourront déjà attirer l'attention.

On la distinguera de la *céphalée des neurasthéniques* et *des dyspeptiques*, de la céphalée *hystérique*, que les autres symptômes de l'hystérie feront facilement reconnaître.

Elle pourrait être confondue avec la *céphalée urémique* qui simule sa violence, sa fixité, sa spontanéité : l'examen des urines dissipera tous les doutes.

De même *les vomissements* avec leurs caractères spéciaux ne sauraient être confondus avec les vomissements des hystériques ou des dyspeptiques, surtout s'ils sont accompagnés de constipation tenace et opiniâtre.

Mais c'est surtout à la lumière du *syndrome cérébelleux* qu'on aura recours pour déterminer nettement la localisation cérébelleuse.

En étudiant soigneusement la démarche du malade on pourra déterminer la titubation cérébelleuse, la chute suivant les cas ; par l'exercice à la Babinski on recherchera l'*asynergie cérébelleuse*, les *mouvements démesurés*, l'*adiadococinésie*, la *catalepsie cérébelleuse*. On examinera soigneusement l'état des réflexes : enfin on étudiera les *troubles de compression d'organes voisins* et les *troubles oculaires*, si fréquents, qu'on doit les mettre après les grands signes de localisation cérébelleuse.

Diagnostic cantonal. — Il doit reposer surtout sur ce fait que, contrairement à ce qui a lieu pour le cerveau, les symptômes cérébelleux sont *du même côté* que la lésion si elle est unilatérale, et prédominent du côté de la tumeur si elle envahit le lobe moyen. Ici, ce sont non seulement les faits cliniques, mais aussi les données physiologiques, qui servent de base à cette étude toute de précision (recherches de Luciani, Thomas, Verziloff).

Le siège de la céphalée, la percussion douloureuse de l'occipital, l'altération des réflexes du côté de la lésion, la production des troubles dans certains décubitus, par exemple du côté *opposé* à la lésion, l'hémi-asynergie, seront utilisés.

La constatation des phénomènes bilatéraux permettra d'établir la localisation dans le vermis ou le lobe médian, en ne tenant qu'un compte restreint de l'opinion de Nothnagel, relative aux troubles de l'équilibre qui n'est pas absolue. D'après Pasquale, l'opisthotonos, l'incurvation de la colonne vertébrale, l'affaiblissement progressif des muscles, l'émission de cris inconstants seraient fonctions de lésion du vermis et du lobe médian.

La localisation cérébelleuse ne sera pas confondue avec la névralgie occipitale, la céphalée syphilitique, le vertige stomacal, le vertige de Ménière, la neurasthénie, les méningites, l'ataxie locomotrice, les tumeurs de l'encéphale.

Diagnostic étiologique. — L'élément étiologique est certainement le plus difficile à établir dans le diagnostic.

Dans le cas particulier de la tuberculose, à part l'âge, les précédents héréditaires, la constitution générale du sujet (données toujours douteuses), un argument important est la présence d'autres foyers tuberculeux dans l'organisme : le plus souvent, dans les poumons, dans les ganglions lymphatiques, dans les os ou les articulations ; — *les augmentations vespérales de température* peuvent donner une probabilité, si elles coïncident avec l'apparition des accès, mais elles peuvent être attribuées à d'autres foyers existant dans l'organisme; — *les réactions à la tuberculine* peuvent bien indiquer s'il y a tuberculose dans l'organisme, mais la lésion peut exister dans d'autres organes ; — *la séro-réaction d'Arloing et Courmont* peut être utilisée mais elle peut être en défaut, comme M. Gaussel l'a démontré en 1905 pour un cas de tuberculose cérébrale ; — *l'examen cy-*

tologique du liquide céphalo-rachidien a été pratiqué dans plusieurs observations que nous rapportons et particulièrement dans celle de M. le professeur Rauzier. Nobécourt et Voisin estiment que la présence de lymphocites dans le liquide céphalo-rachidien décèle une irritation méningée, due presque toujours à la superficialité du tubercule : il n'est pas nécessaire toutefois, qu'il y ait méningite tuberculeuse à proprement parler.

La lymphocitose modérée qui se produit dans certains cas, au cours des tubercules des centres nerveux est due au passage des bacilles dans la cavité sous-arachnoïdienne quand un tubercule est situé superficiellement. Dans ce cas, le liquide injecté au cobaye, le tuberculise.

Mais quand il n'y a pas d'infection méningée, quand le tubercule est recouvert partout par la substance nerveuse, on ne trouve dans le liquide aucune réaction.

Quant à la ponction exploratrice, après trépanation préconisée par Ascoli, en vue du diagnostic direct, elle doit, selon nous, être rejetée, car elle peut exposer le praticien à des mésaventures plutôt désastreuses.

Le diagnostic différentiel est à faire, d'avec les gommes, le cancer, le kyste hydatique, l'anévrysme, le sarcome, le gliome.

Les gommes sont rares dans le cervelet : l'étude des commémoratifs et le traitement d'épreuve lèveront tous les doutes.

Le cancer frappe surtout les personnes âgées, il détermine un amaigrissement rapide et provoque l'apparition d'un teint jaune paille caractéristique ; de plus, le cancer des centres nerveux est précédé d'autres localisations secondaires.

Le kyste hydatique du cervelet est, lui aussi, presque toujours secondaire à un kyste d'une autre région.

Les sarcomes, les kystes, les anévrysmes peuvent aussi se rencontrer dans le cervelet, mais ils sont impossibles à diagnostiquer.

Nous croyons devoir signaler, à ce propos, le cas de MM. Gaujoux et Mestrezat (1909), qui montre jusqu'à quel point peut aller la difficulté du diagnostic, lequel ne put même pas être tranché sur la table d'autopsie.

Il s'agissait d'une fillette aux antécédents assez nettement tuberculeux, qui présenta les symptômes d'une tumeur cérébelleuse, qu'on avait tout lieu de considérer comme étant de nature bacillaire et qui, à l'autopsie, en présentait nettement l'aspect macroscopique. L'examen histologique pratiqué par M. le professeur Bosc conclut à un sarcome névroglique (Annales de Médecine et Chirurgie infantiles, 1909).

On conçoit qu'il soit important, en vue de l'intervention possible, de chercher à diagnostiquer à quel genre de localisation tuberculeuse on peut avoir affaire : tubercule, tuberculome, abcès ? et c'est précisément là que réside la grande difficulté.

On est obligé de tenir compte, en effet, de ce qu'un tubercule de grosseur minime peut quelquefois présenter les mêmes symptômes qu'un tuberculome massif, lequel, à son tour, peut ne se révéler que par des symptômes de faible valeur.

Pour ce qui est de l'abcès, le diagnostic peut être facilité du fait d'une suppuration de l'oreille et d'un écoulement par le conduit auditif externe.

Mais l'abcès peut ne se manifester que longtemps après un écoulement d'oreille et il sera nécessaire d'insister sur les commémoratifs du malade.

Neumann a insisté sur le diagnostic différentiel de l'abcès du cervelet et de la suppuration du labyrinthe. Pour

lui, c'est le *nystagmus* qui doit particulièrement attirer
l'attention. Il est tout à fait exceptionnel dans l'abcès
du cerveau, tandis que dans l'abcès du cervelet,
Neumann en a presque toujours constaté l'existence.
Il n'apparaît que dans la direction latérale du regard. Il existe également dans la suppuration du labyrinthe, tant que l'appareil vestibulaire n'est pas complètement détruit : il est presque toujours dirigé vers le côté
sain et se montre surtout dans le regard vers le côté sain ;
il est horizontal ou rotatoire. C'est son affaiblissement par
les progrès de la destruction du labyrinthe, puis sa disparition progressive qui caractérisent le nystagmus d'origine
labyrinthique. Dans les abcès du cervelet, le nystagmus
est dirigé aussi bien vers le côté sain que vers le côté malade. C'est son augmentation d'intensité par les progrès de
la maladie qui le caractérise.

EVOLUTION. — PRONOSTIC. — TERMINAISON

L'évolution de la tuberculose du cervelet est excessivement variable. Elle est subordonnée, en effet, aux lésions,
à leur siège, à leur développement.

Ordinairement, les vomissements ouvrent la marche
avec la céphalée, puis surviennent les convulsions, les troubles de l'intelligence, la difficulté de la marche.

Dans d'autres cas, ce sont les troubles oculaires qui atti-
rent l'attention : l'amaurose progressive, pouvant aller
jusqu'à la cécité complète, a été, quelquefois, le seul symptôme signalé. Enfin, la lésion cérébelleuse peut passer tota-
lement inaperçue et ne se révéler qu'à l'autopsie. Dans
ces cas, la mort est due le plus souvent à une poussée méningitique et le malade meurt en présentant tous les
symptômes de la méningite tuberculeuse.

Des rémissions passagères ont été soulignées, comme
dans le cas de Bernheim, que nous publions, qui ont pu
faire entrevoir les possibilités de la guérison.

La dégénération caséeuse, dit Alessandri (1), est d'ordinaire très précoce et la limitation par la substance cérébrale en est aussi plus ou moins définie : on a souvent
tout autour une certaine étendue d'engouement vasculaire

(1) Rapport au Congrès de la tuberculose, Paris 1905,

ou une zone de tissu de granulations qui peut se transformer quelquefois en une véritable capsule de tissu fibreux
compact.

Dans ce cas, il est évident qu'il y a tendance à l'encap-
sulement et quelquefois à la calcification, ce qui revient
à la guérison.

Wernicke, Gowers, Knapp, Starr, Baginsky, Stemberg,
rapportent des guérisons de ce genre ; il est bon d'indiquer que la plupart eurent lieu après un traitement à for-
tes doses d'iodure de potassium et il faut avant tout
exclure qu'il se soit agi de lésions syphilitiques.

Dans deux cas, Trevelyan a trouvé un centre fibreux
et une masse calcaire, que l'on pouvait considérer comme
étant des tubercules guéris.

Dans un cas de Kalmeyer, il existait une cicatrice avec
des stries jaunâtres dans le cervelet d'une femme ayant
présenté, onze ans auparavant, des phénomènes cérébelleux ; la femme était phtisique ; pas de syphilis.

Très important est le cas mentionné par Foa, qui trouva
dans le cervelet un nodule d'un aspect fibreux presque tendineux, à bords irréguliers ; au centre, deux petits foyers
jaunâtres épais, d'un aspect caséeux ; il y avait aussi des
lésions de la dure-mère et des méninges molles, qui prou-
vaient une méningite ancienne guérie.

Mais en accordant à ces faits la valeur qu'ils méritent,
il nous faut ne pas oublier que les tubercules, même s'ils
sont encapsulés ou calcifiés, représentent toujours une
lésion donnant de graves symptômes fonctionnels.

Aussi la fatalité du pronostic n'en est-elle pas diminuée,
et tous les auteurs sont d'accord pour reconnaître l'issue
mortelle des lésions tuberculeuses du cervelet. Il est vrai
d'ajouter qu'elle est très souvent accélérée par la coexistence d'une tuberculose pulmonaire ou viscérale.

La durée de l'évolution est variable, soumise qu'elle est à la possibilité de complications plus ou moins graves qui peuvent surgir d'un jour à l'autre. Elle peut être comprise entre quelques jours (cas de Kœchlin) et 3 ans (cas d'Andral).

La terminaison fatale est le plus souvent le fait d'une poussée de méningite ; elle peut être subite quand le bulbe est intéressé.

TRAITEMENT

La thérapeutique est bien désarmée en présence des lésions tuberculeuses du cervelet, et les audacieuses tentatives des chirurgiens ne paraissent point à la veille de résoudre favorablement le problème.

Nous avons vu, en effet, combien il était difficile de diagnostiquer le siège exact de la lésion et de déterminer son étendue. Chez l'enfant, la difficulté est encore augmentée du fait de la multiplicité fréquente des tubercules.

Enfin, il faut tenir compte de la coexistence dans l'organisme d'autres lésions, dont la présence déconseille toute intervention. On comprend aussi comment, dans la plupart des cas, le traitement peut être infructueux, et c'est à la tuberculose du cervelet que nous pouvons surtout appliquer ce que Brissaud disait à propos du traitement des tumeurs cérébrales : « Les tumeurs syphilitiques sont justiciables d'un traitement médical, dont le succès d'ailleurs n'est jamais assuré d'avance. *Toutes les autres tumeurs sont réfractaires à la thérapeutique* ; les palliatifs sont les seules ressources qui nous restent, encore que bien précaires. On peut espérer la guérison dans certains cas où l'intervention chirurgicale est possible. Malheureusement, si l'on considère le grand nombre des opérations déjà faites, le chiffre des succès est relativement restreint. »

Un fait à noter, en effet, c'est l'échec presque absolu du
traitement médical, toutes les fois qu'il a été tenté.
Il est toutefois de bonne pratique d'instituer toujours le
traitement ioduré qui, en cas d'échec, éliminera toute hypothèse de spécificité.

Le traitement médical ne donnant aucun résultat appréciable, c'est au traitement chirurgical que, dans ces dernières années, on a surtout eu recours. Mais on conçoit
tout de suite les difficultés du problème.

En ce qui concerne la tuberculose du cervelet, elles sont
encore augmentées, du fait de la diversité des lésions.

Certes, si l'on a affaire à un abcès dont on a pu nettement déterminer l'existence et la situation, l'intervention
est toute indiquée : c'est *la trépanation suivie de ponction.*

Mais en dehors de ces cas, plutôt rares, l'embarras est
grand du fait de savoir si on a affaire à un tuberculome
massif ou à un simple tubercule.

Le traitement ne peut alors être que symptomatique
et nécessite des opérations palliatives.

De ces méthodes palliatives, les plus anciennes et les
plus simples sont la ponction des ventricules et la ponction lombaire.

Ponction ventriculaire. — C'est une intervention dangereuse et qui n'a donné que des résultats peu favorables.

Au début, elle se faisait à travers la paroi crânienne
intacte en n'importe quel point de cette paroi ou de préférence au niveau de la fontanelle antérieure. Une pa-
reille méthode ne peut convenir que chez les enfants dont
les fontanelles et les sutures ne sont pas encore ossifiées
(Raymond).

Keen, le premier, associa la ponction des ventricules à
la trépanation. Il eut une amélioration pendant quelques

jours, puis la mort survint à la suite de complications méningées.

Hahn a obtenu une amélioration de dix-huit mois. Von Bach a obtenu un succès palliatif répété à la suite de trois ponctions successives.

Mais les cas de ce genre sont malheureusement rares et les insuccès et même les désastres sont fréquents.

Krause, après avoir retiré par ponction 200 cc. du ventricule latéral, vit son malade tomber immédiatement en collapsus et mourir sous ses yeux. Heidenhain perdit son malade dans la nuit qui suivit l'opération. Potherat, ayant pratiqué cette intervention dans le service de Raymond, vit le sujet mourir subitement 48 heures après l'opération.

Il est fréquent de voir le liquide se reproduire assez rapidement pour obliger à des ponctions répétées.

Ponction lombaire. — La plupart des auteurs s'accordent à reconnaitre la ponction lombaire comme inefficace et dangereuse.

Ils l'accusent de ne produire que des améliorations passagères de la céphalée et la rendent responsable de certains cas de morts subites.

Führbringer en a réuni six, dont quatre chez des malades atteints de tumeurs du cervelet. De même Chipault et Lichtein. Pour certains, la mort serait due à la modification brusque de la tension cérébrale. Führbringer pense que la mort doit être attribuée à la compression du bulbe par les hémisphères dilatés par l'hydrocéphalie interne, si fréquente dans les tumeurs cérébelleuses.

Quoi qu'il en soit, il ne faudrait pas, croyons-nous, être trop exclusifs. Nous nous souvenons du véritable soulagement que cette ponction, habilement pratiquée, apportait au malade de M. Rauzier, si bien qu'il la réclamait lui-

même avec insistance. Mais il est bon de s'entourer, dans
ce cas, d'un véritable luxe de précautions : tenir le malade
dans le *décubitus latéral* et non assis sur le bord du lit
et ne pratiquer l'extraction du liquide qu'avec une grande
lenteur, afin d'éviter les accidents dus à une décompression trop rapide.

Les chirurgiens anglais, à la suite de Horsley, se sont
fait depuis 1890 les protagonistes d'une troisième méthode palliative : la *trépanation large décompressive.*

Cette intervention, bien que nullement radicale, peut
être de quelque utilité. Malgré sa gravité, elle semble
indiquée dans les cas où la tumeur ne peut être localisée
avec précision et en particulier dans les cas de tubercules
inopérables.

Elle peut enfin permettre d'explorer sans danger la
plus grande partie des hémisphères et du lobe moyen du
cervelet, de reconnaître l'existence et quelquefois la nature des tumeurs de cet organe et de la fosse cérébrale
postérieure. Toujours palliative, elle pourra constituer
dans certains cas, malheureusement trop rares, le premier
temps d'une opération curative.

Cure radicale. — L'opération radicale, en ce qui concerne la tuberculose du cervelet, ne peut être tentée que
dans le cas de tuberculome à localisation nettement déterminée. Jusqu'à ce jour, toutes les opérations tentées
n'ont donné que des résultats déplorables. Et si Duret a
pu dire, au Congrès de la Tuberculose de 1905, que les tuberculomes de l'encéphale donnaient aujourd'hui une
réelle satisfaction au point de vue de l'intervention chirurgicale, il a pu constater lui-même que les opérations
sur le cervelet ont été suivies de *morts rapides* 8 fois sur
11 cas ; et pour les 3 cas où il y a eu survie, on a vu des ré-

cidives emporter les malades 2 mois, 3 mois et 9 mois
après.

« Ces résultats déplorables, ajoute-t-il, doivent évi-
demment être attribués à une action trop tardive, au siège
profond et voisin du bulbe des néoplasmes cérébelleux et
à une technique insuflisante de la crâniotomie dans ces
régions, où on s'ouvre généralement une voie d'accès beaucoup trop étroite. »

A cela, il faut ajouter des considérations d'ordre anatomique. Pour se convaincre des difficultés, dit Berthaux,
il suffit d'examiner des coupes sagittales et frontales de
la tête après congélation ; on voit alors combien les fosses
cérébelleuses sont profondes ; l'occipital est à leur niveau doublé de couches musculaires épaisses, sillonnées
par de nombreux vaisseaux ; l'os est traversé par des
veines communicantes particulièrement constantes et volumineuses chez l'enfant ; à côté des communicantes mastoïdienne et occipitale, on peut encore rencontrer d'autres
veines accessoires qui, blessées, pourront devenir la source
d'hémorragies profuses et alarmantes.

Les fosses cérébelleuses sont circonscrites par d'énormes troncs veineux, dont la disposition est telle, dit Frazier, qu'il semble que la nature ait voulu que cet organe
ne soit jamais exposé aux mains des chirurgiens.

En réalité, ces sinus n'adhèrent pas suffisamment à l'os
pour constituer un obstacle sérieux à la trépanation.

La loge du cervelet, complétée en haut par la tente, en
avant par les pyramides pétreuses, constitue une cavité
de dimensions très restreintes, mesurant à peine dix centimètres dans ses grands diamètres chez l'adulte.

Ces difficultés seraient encore aggravées par l'hydrocéphalie ventriculaire.

Les résultats obtenus sont donc peu encourageants en

ce qui concerne les tubercules. Par contre, l'abcès cérébelleux, diagnostiqué à temps et traité immédiatement, peut se terminer par la guérison. Malheureusement, c'est la lésion la plus rare, et encore faut-il compter avec les récidives ultérieures que le bacille de Koch est toujours susceptible de déterminer par la suite, une fois entré dans la place.

Devons-nous, avec Bergmann, renoncer à l'intervention dans les cas de tubercules cérébelleux ; devons-nous, au contraire, encourager les tentatives chirurgicales et dire avec Bruns : « On est autorisé à opérer, car dans une affection pénible qui tue certainement, ne devrait-on obtenir qu'un résultat parfait sur 100 malades, ce serait encore un grand succès. » ?

Nous nous rangerions volontiers à cet avis, les notions cliniques devenant chaque jour plus précises, permettant un diagnostic plus exact, et la technique opératoire se modifiant sans cesse.

OBSERVATIONS

Nous avons réuni ici un ensemble de 28 observations. Nous avons recueilli dans la littérature, qui en comprend un nombre considérable, celles qui nous ont paru le plus intéressantes.

Sur ces 30 observations, 9 sont relatives à des tubercules multiples du cervelet (Obs. I à IX).

6 à des tuberculomes (Obs. X à XV), dont 3 n'ayant donné lieu à aucun symptôme cérébelleux (Obs. X, XI, XIV).

10 à des tumeurs tuberculeuses ayant été l'objet d'une intervention chirurgicale (Obs. XVI à XXV).

Enfin les 3 dernières sont des observations d'abcès tuberculeux du cervelet consécutifs ou non à une suppuration de l'oreille.

Ce sont les seules que nous ayons pu trouver dans la littérature pour lesquelles l'origine tuberculeuse ne peut être mise en doute. Nous avons écarté, en effet, toutes les observations d'abcès cérébelleux dont l'étiologie tuberculeuse ne nous paraissait pas suffisamment établie.

Observation Première

Andral. — Tubercules multiples du lobe droit du cervelet
(Clinique Médicale, T. V, 1844)

Un commissionnaire, âgé de 23 ans, entre à la Charité avec les symptômes ordinaires d'une phtisie pulmonaire déjà assez avancée. De plus, ce jeune homme était tourmenté depuis plus d'un an par une douleur fixe, qui avait son siège à l'occiput, et plus particulièrement vers la partie droite de cet os. Cette douleur, habituellement obtuse devenait très vive par intervalles. En outre, le malade depuis quelques mois, était tourmenté par des vomissements qui se répétaient fréquemment. Ces vomissements ne manquaient jamais de survenir toutes les fois que la céphalalgie s'exaspérait et ils revenaient aussi sans cette circonstance. Le malade conservait cependant assez d'appétit : il n'avait aucune douleur d'épigastre ; la langue avait son aspect naturel ; il y avait de la diarrhée, comme chez la plupart des phtisiques. Du reste, le mouvement ne présentait aucune altération.

Cet homme succomba aux progrès de sa phtisie, sans avoir offert de nouveaux symptômes du côté des centres nerveux.

Autopsie. — Crâne : Les hémisphères cérébraux étaient sains, ainsi que les membranes qui les enveloppent. Mais, dans le lobe droit du cervelet, existaient cinq tubercules, dont trois avaient le volume d'un pois ordinaire, un autre celui d'une noisette et un autre celui d'une châtaigne au moins. Aucun de ces tubercules n'était ramolli ; entre eux, le tissu du cervelet était sain ; deux de ces tubercules étaient situés tout près de la face supérieure de l'organe et les autres s'étaient développés dans le centre même du lobe cérébelleux.

Thorax : Cavernes et nombreux tubercules dans les deux poumons ; cœur sain.

Abdomen : Estomac sain ; ulcération dans les intestins.

OBSERVATION II

Allo.— Tubercules du lobe cérébelleux droit (Thèse, Paris 1864)

Alexandrine F..., couturière, âgée de 16 ans, est entrée à l'hôpital du Havre, salle de l'Assomption, n° 5 (service de M. le Dr Bourgneuf), le 28 janvier 1863. Elle avait toujours joui d'une bonne santé et était réglée d'une façon normale depuis l'âge de 13 ans 1/2 jusqu'au début de la maladie. Sa mère est morte phtisique et son père aliéné.

Elle vivait dans de mauvaises conditions hygiéniques, chez une parente qui la maltraitait. En février 1862, elle éprouva une vive frayeur pendant l'époque menstruelle. Les règles se supprimèrent ; deux jours après, il se déclara une céphalalgie excessivement violente à la région occipitale droite, et en même temps une chute persistante de la paupière supérieure du même côté. Ces symptômes avaient seuls attiré son attention ; la santé générale était d'ailleurs assez bonne. Enfin, les douleurs, devenues intolérables, la firent entrer à l'hôpital.

Se plaint surtout de la céphalalgie, qui présente des exacerbations d'un violence extrême, surtout le soir, et l'empêche de dormir. La tête est inclinée sur l'épaule gauche, et quand on essaye de la redresser, la malade se plaint d'une douleur atroce à la nuque. La vue est assez bonne, bien que les pupilles soient dilatées et peu impressionna-

bles à la lumière. On ne constate aucun trouble intellectuel.
Quand on fait marcher la malade, elle chancelle, marche
en zigzag et est portée irrésistiblement vers la gauche.
Affaiblissement musculaire très prononcé des membres inférieurs et même du bras gauche. La parole est libre et
facile. L'état général est du reste satisfaisant et la malade
présente toutes les apparences de la santé. L'appétit est
très bon, il n'y a ni vomissements, ni diarrhée, ni toux.
L'auscultation et la percussion ne dénotent rien d'anormal
du côté de la poitrine. Les règles n'ont pas reparu.

Cet état persiste sans grand changement jusqu'au
20 mars, si ce n'est, à partir du 26 février, des vomissements, qui s'arrêtent au bout de trois jours pour ne plus
reparaître.

Quant à la céphalalgie, elle va toujours en augmentant
et présente des paroxysmes qui reviennent assez régulièrement tous les soirs. Le 25 mars, la malade commence à
se plaindre d'éblouissements, d'affaiblissement de la vue,
elle ne voit plus les objets qu'à travers un brouillard. En
même temps, je constate une chute de la paupière supérieure droite, une dilatation considérable de la pupille du
même côté, mais pas de strabisme. L'amblyopie suit une
marche rapidement croissante, pour se terminer, après
deux jours, par une cécité complète : la malade ne peut
plus même distinguer le jour de la nuit. Les jours suivants, le seul changement dans son état consiste dans un
affaiblissement bien plus marqué des membres inférieurs ;
il y a impossibilité de faire deux pas sans tomber. Les
douleurs occipitales sont devenues continues ; elles sont
intolérables et arrachent à la malade des cris plaintifs.
D'ailleurs, intelligence parfaite et aucun trouble de la
sensibilité cutanée.

Enfin, le 16 avril, à midi, survient, sans cause appréciable, une syncope ; celle-ci dure quelques instants, puis la malade revient à elle et peut très bien rendre compte de son état. A quatre heures, nouvelle syncope et mort.

Autopsie. — Pas de déformation extérieure, pas de changement dans le volume du cervelet. A la palpation, sensation de mollesse dans le lobe droit. L'incision de ce lobe montre en arrière et en bas, très près de la ligne médiane, deux masses tuberculeuses, du volume d'une noisette, d'aspect jaunâtre, sans aucun ramollissement et non enkystées. Le tissu environnant est ramolli et blanc.

Les enveloppes sont saines. Le lobe gauche ne présente rien de particulier, non plus que le reste de l'encéphale. A la face inférieure du cerveau, tumeur grosse comme une noix, molle, ressemblant à un kyste et remplissant presque tout l'intervalle entre les pédoncules cérébraux et cérébelleux ; elle est formée par une distension du plancher inférieur du troisième ventricule par de la sérosité. Le chiasma des nerfs optiques est comprimé, tiraillé par cette tumeur, dont l'ouverture laisse écouler une quantité considérable de sérosité limpide et incolore.

Quelques tubercules crus au sommet du poumon droit. Aucune altération dans les ganglions bronchiques, cervicaux et mésentériques.

OBSERVATION III

Candellé. — Thèse, Paris 1871

Michel (Jules), 3 ans, d'assez bonne santé habituelle, au dire des parents, tousse et est oppressé depuis un mois. A beaucoup maigri à partir de cette époque. Auparavant, c'était un enfant assez fort. Sa mère ne l'a jamais vu avoir des convulsions. Strumeux. A eu la tête couverte de gourmes. Ganglions cervicaux assez volumineux.

Il est surtout malade depuis huit jours. Fièvre vive, inappétence, diarrhée abondante. Au moment de son entrée à l'hôpital, abattement considérable. L'haleine de cet enfant répand une odeur infecte. A droite et en arrière, il y a du souffle amphorique et une matité étendue. On diagnostique gangrène pulmonaire ; il n'y pas eu de rougeole antécédente.

Mort le 15 février 1870.

Autopsie le 17 au matin.

Deux énormes foyers gangréneux dans le poumon, communiquant entre eux par un trajet rétréci. Petites masses caséeuses disséminées, abondantes surtout vers le sommet.

Poumon gauche sain.

Quelques tubercules à la surface et dans l'épaisseur de la rate. Ganglions mésentériques gros et tuberculeux. Les méninges sont saines. On ne trouve en aucun point du cerveau de congestion bien manifeste. Peu de sang dans les sinus. Pulpe cérébrale ferme, consistante, ne s'étalant pas sur la table. Une quantité insignifiante de liquide dans les ventricules.

A la surface convexe de l'hémisphère droit, au milieu des circonvolutions transversales du lobe moyen, on trouve une masse tuberculeuse de la grosseur d'une noisette, qui s'est creusé une loge dans la substance cérébrale, dont le tissu ne paraît pas ramolli alentour.

Un autre tubercule plus fort qu'une noix dans l'épaisseur du lobe droit du cervelet, dont la partie superficielle forme autour de lui une coque de substance saine. Le tissu cérébelleux est un peu ramolli, dans un très petit espace autour de la tumeur.

OBSERVATION IV

Candella. — *Loco cit.*

Michel (Henri), 2 ans et demi. Cet enfant est le frère du précédent. Il est depuis longtemps malade, son aspect est des plus misérables : membres grêles, face pâle, état cachectique. Il y a encore trois frères dans la famille, tous chétifs, maigres, souffrants et dans un état de misère profonde.

La mère est entrée depuis peu de jours à l'hôpital.

On trouve une matité complète dans la plus grande partie du poumon gauche. Souffle et absence de la respiration un peu plus bas. Un peu d'agitation, cris, mauvaise humeur ; n'est pas facilement abordable. Rougeur de la joue droite ; une plaque gangréneuse dans l'intérieur de la bouche.

Bientôt, accroissement de la gangrène et tuméfaction considérable du côté droit de la face.

Aggravation des symptômes, assoupissement, oppression. Mort un peu plus d'un mois après son entrée à l'hôpital.

La cavité pleurale gauche est convertie en un vaste foyer purulent. Le poumon est ratatiné et renferme deux masses caséeuses considérables. Le poumon droit est sain. Deux ou trois ganglions mésentériques tuberculeux. Le cerveau est un peu mou dans son ensemble. Les méninges sont saines. Il y a une légère congestion des veines des hémisphères. Pas de suffusion sanguine. Un peu de sérosité dans les ventricules. Pas de ramollissement des parois ventriculaires.

Un tubercule, gros comme un fort pois, à la surface et

en arrière du lobe gauche du cervelet, près de la ligne médiane et sur la grande circonférence.

Dans les circonvolutions situées au-dessus du corps strié gauche, une masse tuberculeuse jaune ; une autre, du volume d'une noisette, dans les circonvolutions situées au-dessous.

Observation V

(Résumée)

P. Sebileau. — Tuberculose du cervelet. Tuberculose pulmonaire et intestinale. Mort. Autopsie (Bulletin de la Société d'Anatomie et de Physiologie de Bordeaux, 1882).

Marie B..., 8 ans, entre à l'hôpital des Enfants-Assistés le 17 décembre 1882.

Parents bien portants.

Fille unique ; toujours chétive ; aspect délicat.

Jamais de glandes ni de mal sur la figure.

A maigri depuis quelques mois ; souvent, diarrhée Jamais de sang dans les selles. Depuis une semaine environ, à la suite d'un repas plus copieux qu'à l'ordinaire, la diarrhée s'est manifestée avec un caractère d'acuité qu'elle n'avait pas présenté jusque-là. Douleurs très vives dans le ventre ; selles continuelles, épreintes.

Entre à l'hôpital dans cet état.

Douleur vive à la palpation même atténuée des parois abdominales.

Rien aux poumons, rien aux méninges.

Pendant trois mois, l'enfant a continué de présenter les mêmes symptômes, avec des alternatives de rémission et de recrudescence ; puis des signes de lésions pulmonaires ont apparu : toux, submatité aux sommets, souffles bronchiques, râles sous-crépitants ; puis des vomisse-

ments, des accès de céphalalgie, la tache méningitique. Il
n'y a jamais eu ni contracture, ni paralysie, ni inégalité
pupillaire, ni irrégularité, ni ralentissement du pouls, ni
cris hydrencéphaliques, ni délire.

Les douleurs abdominales deviennent de plus en plus
intenses ; la pression sur le ventre, même la plus légère,
est intolérable ; les forces déclinent rapidement, l'amaigrissement est excessif ; enfin la petite meurt après une
agonie de trois jours.

Autopsie. — A l'ouverture du cadavre, il s'écoule de
l'abdomen une quantité assez considérable d'un liquide
séro-purulent : quatre litres environ. Hypertrophie des
ganglions mésentériques qui, à la coupe, se présentent
sous la forme de grosses masses tuberculeuses, ramollies
ou non. Tubercules isolés dans le mésentère.

La plèvre droite est pleine de pus ; au sommet, le poumon est adhérent. A gauche, des adhérences dans toute
l'étendue des poumons.

Des granulations remplissent les poumons tout entiers ;
aux deux sommets, cavernules nombreuses, dont quelques-
unes communiquent entre elles. Dans le reste de l'étendue,
granulations très confluentes. Partout, congestion très intense. Rien aux reins, ni à la vessie. Rate saine, volumineuse. Foie extrêmement gros, pâle, décoloré, entièrement
graisseux. Cœur flasque, mou, pâle ; endocarde et péri-
carde ne présentent aucune granulation.

Avant d'enlever l'intestin, on aperçoit à travers ses
parois, d'endroit en endroit, de grosses taches noires qui
semblent faire le tour de sa circonférence. Après ouverture, on constate des ulcérations, tous les 20 ou 25 centimètres, plus ou moins profondes, quelques-unes allant
jusqu'à la séreuse. Les bords en sont irréguliers, creusés
à pic, noirâtres. Leur fond est rempli par quelques bour-

geons charnus recouverts d'une couche d'un pus mal lié, grumeleux, grisâtre, fétide. Tout autour d'elles, la muqueuse est rouge, injectée ; on y voit serpenter des vaisseaux nombreux. On trouve encore, à certains endroits, des granulations tuberculeuses non ulcérées.

Les méninges cérébrales sont saines dans toute leur étendue. Il n'en est pas de même des méninges cérébelleuses, adhérentes dans toute leur étendue au cervelet, si bien qu'on ne peut les enlever sans déchirer la substance délicate de cet organe. Celui-ci apparaît sous forme d'une masse envahie dans toutes ses parties par des granulations de volume variable, la plupart ayant formé, par leur réunion, des noyaux de dimension assez notable, variant du volume d'un pois à celui d'un noisette. Les autres, plus petites, sont disséminées sans ordre, mais très confluentes. Presque toutes sont en voie de ramollissement ; il y en a dont la fonte a déjà constitué de petites cavernules.

Au milieu de ces productions, c'est à peine si l'on aperçoit encore, à gauche et sur la partie médiane, quelques lames cérébelleuses intactes. Tout l'organe est entouré, surtout à droite, d'une mince couche purulente, qu'on retrouve dans les pertes de substance.

OBSERVATION VI

Bernheim et Simon. — Détermination tuberculeuse dans le cervelet. Guérison. Vingt-deux mois plus tard méningite tuberculeuse mortelle (Revue médicale de l'Est, 1886).

L'enfant Frey (Charles), âgé de six ans, est entré à l'hôpital le 2 juillet 1885.

Antécédents héréditaires. — La mère présente depuis quelques mois une toux sèche ; l'auscultation révèle chez elle une rudesse notable de la respiration dans les deux sommets, avec retentissement de la voix du côté gauche. Cette femme a perdu, en mai 1884, une petite fille d'une tuberculose consécutive à une coqueluche ; une seconde a succombé, il y a cinq semaines, à une méningite ; cinq autres enfants sont encore vivants aujourd'hui. Le père est bien portant.

Antécédents personnels. — Notre petit malade a eu, au mois de septembre 1883, une rougeole dont il guérit très bien. Quelque temps après il se plaignit, pendant trois ou quatre semaines, d'une céphalalgie très vive qui lui arrachait des cris plaintifs, sans aucun autre symptôme ; depuis ce temps, il éprouvait habituellement des douleurs dans le dos, qui persistèrent jusque dans ces derniers temps ; cependant, il avait bon appétit et n'éprouvait aucun trouble digestif. Environ 19 jours avant son arrivée à l'hôpital, l'enfant fut pris de fièvre, de frissons, de céphalalgie, accompagnée de cris perçants continuels, sans constipation ni vomissements. Il continua cependant à se lever comme à l'ordinaire et l'appétit était conservé, quand au bout de 8 jours, le 23 juin, à 4 heures du matin, il fut pris de convulsions généralisées, qui persistèrent durant 4 heures, reparurent vers 10 heures du matin et revinrent ainsi tous les quarts d'heure jusqu'à 11 heures du soir, pour ne plus reparaître dans la suite. Le lendemain, l'enfant reprit connaissance, mais la fièvre continua avec cris hydrencéphaliques incessants, sans constipation ni vomissements.

État actuel. — Tempérament lymphatique. Temp. matin, 38°2 ; pouls, 114 ; resp., 32 ; temp. soir, 38°8 ; pouls, 116. Agitation par instants. Pupilles dilatées, surtout à droite ; strabisme interne de l'œil droit. Mâchonnement. Les traits de la face sont plus accusés à gauche : la commissure labiale est tirée vers la droite. Parfois on cons-

tate une déviation conjuguée des yeux et de la tête à gauche. Tendance à la raideur dans le coude et l'épaule gauches. Pas de paralysie des membres. Réflexes normaux.
Sensibilité intacte. Ventre souple. Respiration nette. Raie
méningitique très nette. Cris hydrencéphaliques.

(Vessie de glace, vésicatoire, calomel).

5 juillet. — L'enfant a été assez calme pendant la journée du 4 et dans la nuit. Ce matin, à la visite, il se produit quelques mouvements convulsifs partiels des deux
côtés. Même état général : temp. matin, 36°6 ; pouls, 128 ;
temp. soir, 35°6 ; pouls, 120 ; resp., 58.

6 juillet. — Quelques convulsions dans les yeux et les
membres pendant la journée d'hier. Respiration de
Cheyne-Stokes. Les deux pupilles sont dilatées, surtout
la droite. Face rouge, injectée. Grincement de dents ; un
peu d'écume à la bouche. Les deux membres supérieurs
présentent un certain degré de raideur, surtout à gauche ; soulevés en l'air, ils retombent inertes ; les membres inférieurs sont aussi en résolution. Les réflexes cu-
tanés existent. Respiration un peu rugueuse. Temp. matin, 40°4 ; pouls, 172.

Température de la journée :

11 heures du matin, rectum, 40°2 ; aisselle, 39°7.

4 heures du soir, rectum, 42°5 ; aisselle, 42°5.

Mort à 6 heures du soir. Température prise 9 minutes
après la mort : rectum, 43 degrés ; aisselle, 41°7.

Autopsie. — Épanchement séreux abondant sous-arachnoïdien. Adhérences du lobe gauche du cervelet avec la
dure-mère. Injection considérable des méninges à la face
convexe du cerveau, avec extravasations sanguines par
places, sans exsudat inflammatoire. En examinant par
transparence des lambeaux de méninges, on constate
l'existence de granulations tuberculeuses disposées le long

des vaisseaux sous forme de traînées. A la base du cerveau, l'arachnoïde qui s'étend entre le pont de Varole et le chiasma est épaissie, la pie-mère est elle-même épaissie, vasculaire, présentant des ecchymoses par places, se décortique facilement, ne présente nulle part d'exsudat purulent. La protubérance et le bulbe sont intacts. La partie antérieure du vermis supérieur est couverte de pus ; ce pus infiltre la substance cérébelleuse dans une profondeur de 8 millimètres ; au-dessous, ce tissu nerveux est induré, rougeâtre, parsemé de points hémorragiques. Dans le lobe gauche du cervelet, vers la partie moyenne du vermis, on rencontre un tubercule jaune caséeux, assez dur, du volume d'un gros pois. A la coupe du cerveau, on constate une distension considérable des ventricules par un liquide séreux. La substance blanche présente un piqueté hémorragique ; aucune lésion des noyaux gris centraux.

Le cœur, le foie, la rate, les reins ne présentent aucune altération.

Le poumon droit offre vers le milieu de sa languette antérieure un noyau dur, du volume d'un gros pois, constitué par une masse caséeuse semblable à du mastic. Un autre tubercule plus petit existe sous la plèvre à la partie antérieure du lobe inférieur. Les lobes inférieurs des deux poumons sont congestionnés.

OBSERVATION VII

Bernheim et Simon. — Ancien tubercule sous-méningé du volume d'une petite
noix, à l'extrémité postéro-inférieure du lobe gauche du cervelet. Méningite
tuberculeuse récente. Durée totale de la maladie, un an. Céphalalgie sincipitale
depuis un an. Vertiges avec obnubilation et chute. Vomissements bilieux
depuis 9 mois. Symptômes de méningite tuberculeuse terminée par la mort
au bout de 18 jours (Revue Médicale de l'Est, 1887).

Julien P..., sellier, âgé de 18 ans, entre à l'hôpital le
18 juin 1880. Antécédents héréditaires nuls. Antécédents
personnels : fièvre typhoïde il y a trois ans ; pleurésie
droite l'année dernière. Histoire de la maladie actuelle :
depuis un an, le malade était sujet à des maux de tête, re-
venant tous les deux ou trois jours, mais de courte durée.
Au bout de 8 mois environ, cette céphalalgie changea de
caractère : c'étaient des douleurs pongitives, semblables
à des coups de marteau, se produisant jusqu'à 15 et 20 fois
dans la journée, occupant la région sincipitale et durant
chaque fois deux ou trois minutes. Cependant, ces symptômes ne l'empêchaient ni de dormir, ni de travailler. Vers
la même époque, c'est-à-dire trois mois avant son entrée,
le malade commença à être pris de vertiges ; il ressentait
tout à coup comme un éblouissement et tombait à terre,
mais sans convulsions. Au dire de son patron, il lui arri-
vait de tomber ainsi deux ou trois fois dans la même
journée. Il aurait présenté, de plus, à cette époque, des
vomissements verdâtres, abondants. Depuis une quinzaine
de jours, l'état du malade s'est considérablement aggravé :
la douleur sincipitale est devenue très intense et s'exas-
père au moindre mouvement ; elle est continue, sans exacerbation, profonde, mais n'entraînant pas en général l'insomnie. Depuis 8 jours enfin, le malade accuse de la fièvre,

des frissons, de la constipation, des nausées et des vomissements. Il n'a ni battements de cœur, ni toux, ni expectoration ; depuis 6 jours seulement il est complètement alité.

État actuel. — 18 juin : Temp. matin, 39 degrés ; pouls, 60, régulier, égal ; respir., 24 ; temp. soir, 39°5 ; pouls 60 ; resp., 24. Intelligence nette. Un peu de raideur de la nuque. Aucun trouble de la motricité. Comme troubles sensitifs, le malade accuse une céphalalgie persistante. Larges plaques de pityriasis versicolor sur le dos et le thorax. Respiration normale en avant ; en arrière, sonorité moindre dans toute la hauteur du côté droit, respiration nette partout. Rien de spécial du côté du cœur.

19 juin. — Temp. matin, 36°6 ; pouls, 64 ; resp., 28 ; temp. soir, 40 degrés : pouls, 68 ; resp., 32. Même état qu'hier. Le malade n'a pas vomi de toute la journée.

20 juin. — Temp. matin, 39°8 ; pouls, 68 ; resp., 20 ; temp. soir, 39°8 ; pouls, 92. Le malade se plaint d'éprouver la sensation d'un brouillard au devant de ses yeux ; de plus, les objets lointains sont vus doubles. La céphalalgie persiste, un peu moins vive. Hyperesthésie générale ; douleur au pli du coude, au bord interne du biceps, à la partie inférieure du rachis, etc. Aucune douleur au niveau des jointures.

21 juin. — Temp. matin, 39°6 ; pouls, 80 ; temp. soir, 39 degrés ; pouls, 88 ; resp., 30. Les mêmes douleurs persistent ; il n'existe pas d'hyperesthésie tactile. Même état de la vision, l'ophtalmoscope montre un étranglement de la papille, surtout à gauche. Constipation et nausées. Respiration nette.

22 juin. — Temp. matin, 39°6 ; pouls, 92 ; resp., 24 ; temp. soir, 39°6 ; pouls, 104 ; resp., 48. Douleurs dans la tempe et l'oreille droites. Pas de vertiges. Face un peu dé-

viée à droite. Motilité intacte. Sensibilité réflexe conservée.

23 juin. — Temp. matin, 40 degrés ; pouls, 88 ; resp., 32 ; temp. soir, 39°6 ; pouls, 96 ; resp., 32.

Hier, entre 2 et 3 heures de l'après-midi, le malade a été pris de délire, il a gesticulé violemment et a voulu se jeter en bas de son lit. Le soir, à 6 heures, il a présenté du trismus, des grincements de dents, un tremblement convulsif dans les membres supérieurs. La nuit a été assez calme. Depuis, le malade est somnolent ; il ne parle plus, avale difficilement, urine sous lui. Cependant, il réagit encore, sous l'influence des excitations ; il contracte les paupières quand on veut lui ouvrir les yeux, gémit quand on le secoue, remue les jambes quand on lui pique la plante des pieds. Un peu de raideur dans les articulations scapulo-humérales.

24 juin. — Temp. matin. 39°4 ; pouls, 98 ; resp. 36 ; temp. soir, 38°8 ; pouls, 84 ; resp., 34. Déviation des yeux et de la tête à gauche. Intelligence abolie, carphologie, trismus. Pupilles égales. Aucune paralysie des membres. Raideur dans les membres supérieurs. Déglutition plus facile.

25 juin. — Temp. matin, 39°6 ; pouls, 96 ; resp., 30 ; temp. soir, 39°6 ; pouls, 96 ; resp., 32. Pouls régulier, intelligence plus nette : le malade reconnaît ses parents, comprend les questions, tire la langue, lève les bras, etc., quand on le lui commande. Constipation ; urines toujours involontaires. Un peu d'agitation la nuit dernière.

26 juin. — Temp. matin, 39°2 ; pouls, 100 ; resp., 30 ; temp. soir, 39°6 ; pouls, 100 ; resp., 34. Le malade a été calme pendant toute la journée, tout en conservant un peu de carphologie ; il a beaucoup gémi pendant la nuit. Intelligence nette ; le malade répond aux questions, dit qu'il n'a mal nulle part. Pupilles dilatées, surtout la droite. La

déviation des traits n'existe plus, la face est toujours tournée à gauche. La constipation a cédé aux lavements ; les urines sont toujours involontaires.

27 juin. — Temp. matin, 38°6 ; pouls, 92 ; resp., 32 ; temp. soir, 39°2 ; pouls, 108 ; resp., 34. Même état.

28 juin. — Temp. matin, 38°4 ; pouls, 80 ; resp., 28. Le malade ne cesse de gémir jour et nuit ; carphologie, nausées sans vomissements. Dans la journée d'hier, on a constaté du strabisme externe de l'œil gauche, qui a disparu aujourd'hui. Pupille gauche dilatée. A partir d'une heure de l'après-midi, hoquet, bientôt suivi de respiration stertoreuse ; mort dans la journée.

Autopsie. — A la base du cerveau, on constate un épaississement de l'arachnoïde entre le chiasma et la protubérance : il existe de plus des traînées de pus concret au niveau du chiasma et de l'origine des nerfs optiques, qui en sont recouverts presque complètement. Les méninges qui recouvrent l'origine des scissures de Sylvius sont rouges, vascularisées et infiltrées d'un exsudat fibrino-purulent, d'aspect laiteux ; en détachant les fragments de ces méninges, on trouve au-dessous la substance nerveuse un peu excoriée. Les méninges qui recouvrent la protubérance sont également fortement injectées: au niveau du chiasma, la pie-mère est épaissie, adhérente; le chiasma lui-même est ramolli. A la convexité, on constate une hyperhémie considérable des méninges ; celles-ci se laissent enlever facilement, grâce à un exsudat séreux abondant ; elles contiennent en abondance des granulations tuberculeuses. Aucune lésion apparente à la surface et à la coupe du cerveau. Pas d'épanchement notable dans les ventricules.

Cervelet : Il existe, à l'extrémité postéro-inférieure du l... gauche du cervelet, une tumeur (tuberculeuse) du volume d'une petite noix, mesurant d'avant en arrière

2 centimètres et demi, tranversalement 2 centimètres et
demi et 1 centimètre de haut en bas. Cette tumeur est bos-
selée à la surface. Sa consistance est assez dure. A la coupe
on constate qu'elle est formée à sa périphérie par une
substance nacrée, translucide, blanchâtre, et au centre par
une bouillie caséeuse.

Le cervelet est un peu ramolli à la périphérie de la tumeur. L'autre lobe cérébelleux est intact.

Bulbe et protubérance intacts.

Poumons : Poumon gauche congestionné, mais crépitant
partout.

Poumon droit : Epaississement considérable de la plèvre à la partie postéro-inférieure ; bronches un peu dilatées au lobe inférieur, parenchyme un peu condensé, infil-
tré de sérosité sanguinolente, mais flottant sur l'eau. Nulle
part de tubercules.

Cœur : Volume normal. Muscle un peu pâle et mou.

Abdomen : Petit abcès caséeux du volume d'une petite
noix dans la paroi abdominale, au-dessous du péritoine, à
la hauteur de la neuvième côte.

Foie : Congestion veineuse assez notable sans altération
de texture. Reins congestionnés. Rate ramollie. Intestins
sains. Estomac volumineux, pouvant contenir 3 litres de
liquide. Diamètre transversal : 23 centimètres ; diamètre
vertical : 13 centimètres. Vers le pylore et la grande cour-
bure, injection vasculaire avec piqueté hémorragique sans
ulcérations ni tubercules.

OBSERVATION VIII

P. Nobécourt et Roger Voisin. — Tubercule du cervelet. Lymphocytes et bacilles de Koch dans le liquide céphalo-rachidien.
(Revue des Maladies de l'enfance. 1903)

Eugène M..., né le 13 février 1899, d'une mère tuberculeuse.

Au mois de mai 1901, maux de tête, avec cris et crises convulsives, surtout la nuit. Les crises se sont rapprochées et, après un séjour à l'hôpital Bretonneau, il entre à l'hospice des Enfants-Assistés, dans le service du professeur Hutinel, le 25 juin 1902.

La température est de 37 degrés. C'est un enfant assez grand pour son âge, présentant quelques ganglions au cou et dans les aines. Couché dans son lit, il a une tendance nette à l'opisthotonos ; il reste immobile, ne parlant pas, portant continuellement la main à la tête ; on a de la peine à le tirer de son état de stupeur pour lui faire dire quelques mots.

Raideur de la nuque ; réflexes rotuliens exagérés. Quand on le fait marcher, il titube, a peine à aller droit devant lui, présente un certain balancement du tronc ; en un mot, il a la démarche ébrieuse. Par moments, il est pris de vomissements abondants, très faciles. M. Hutinel pose le diagnostic de tumeur du cervelet.

Le 27 juin, on constate une otite gauche, le 5 juillet une otite double ; le père, interrogé, apprend qu'il a déjà eu autrefois des écoulements d'oreille, si bien que l'on peut se demander s'il ne s'agit pas plutôt d'abcès du cervelet, hypothèse qui est cependant éliminée. L'enfant tombe dans le coma, coma entrecoupé de quelques cris ; l'enfant voit

bien (épreuve de la bougie) ; le fond de l'œil est examiné
le 7 juillet ; on constate, à gauche, des vaisseaux un peu
flexueux, à droite une papille nuageuse, avec tendance à
l'œdème.

Le 9, on parvient à faire faire quelques pas à l'enfant ;
il peut à peine se tenir debout. Les vomissements, qui ont
continué depuis son entrée, sont aujourd'hui plus fréquents, la nuque est toujours raide.

Le 16, les réflexes rotuliens sont plus exagérés à droite
qu'à gauche, le Babinski se fait en flexion ; il existe un peu
de parésie faciale droite ; la langue est déviée à droite.

Le 21, l'enfant ne répond toujours pas aux questions ;
il ne paraît pas entendre.

Le 23, toujours même état : décubitus en chien de fusil,
cris de temps en temps, strabisme interne à droite, pouls
inégal. Par moments, crises douloureuses avec cris et
vomissements.

Le 1er août, l'enfant ne vomit plus, ne crie plus ; le coma
est profond ; à la raideur du cou s'est ajoutée un peu de
raideur des membres ; les pupilles ne réagissent pas à la
lumière, la vision paraît abolie. Les réflexes rotuliens sont
plus exagérés à gauche qu'à droite, à l'inverse des jours
précédents.

Le 2, les réflexes rotuliens sont redevenus normaux ;
l'hyperesthésie est très marquée.

L'enfant meurt le 4 août sans convulsions.

La température, qui était restée au-dessous de 38° jusqu'au 23 juillet, avait oscillé entre 38° et 39°3 jusqu'au
2 août, pour monter au-dessus de 40° dans les derniers
jours et atteindre près de 41° un peu avant la mort.

Autopsie. — *Les poumons sont tuberculeux :* le droit
présente une infiltration tuberculeuse diffuse, avec petites cavernules ; le gauche, une broncho-pneumonie géné-

ralisée, avec tubercules grisâtres, disséminés au milieu de
la substance congestionnée ; un frottis permet d'y déceler l'existence de bacilles de Koch.

Le foie, gros et gras, présente des tubercules : il y a
également des tubercules dans le rein droit.

Rien dans le cœur et la rate.

Les ganglions mésentériques sont caséeux.

A l'ouverture du cerveau, il s'écoule une grande quantité de liquide clair. Les méninges sont congestionnées.
Le lobe droit du cervelet est adhérent à la dure-mère. Il
existe une sorte d'exsudat plastique au niveau du chiasma des nerfs optiques, mais pas de granulations tuberculeuses.

Le cervelet est ramolli et présente *plusieurs tubercu-*
les. A droite, un tubercule de forme allongée, gros comme une amande, à centre ramolli, occupe la partie inférieure et interne du lobe (lobe de l'amygdale, lobe digas-
trique) ; sa partie la plus interne est superficielle ; à ce
niveau sont les adhérences méningées signalées. Sur la
partie supérieure de cet hémisphère (lobe quadrilatère),
on constate un second tubercule dont le centre caséeux
affleure la surface.

Le lobe gauche présente un tubercule gros comme une
bille, situé sur la face inférieure, presque symétrique au
tubercule du lobe droit.

Cinq ponctions lombaires ont été faites :

La première, le 10 juillet : liquide clair, lymphocites en
quantité moyenne, un peu d'albumine.

La deuxième, le 11 juillet : pas de bleu, pas de chromogène, pas d'iodure (la veille, l'enfant a pris 1 gramme
d'iodure de potassium et une pilule de bleu de méthylène
de 0 gr. 05).

La troisième, le 24 juillet : 25 centimètres cubes d'un liquide clair.

La quatrième, le 1er août : 3 centimètres cubes, pas d'albumine, lymphocites comme dans la première ponction.

La cinquième, le 2 août : 25 centimètres cubes ; liquide clair sous haute pression ; pas d'iodure, pas de bleu, ni de chromogène (la veille, on avait donné 1 gramme d'iodure et une pilule de 0 gr. 05 de bleu de méthylène ; un peu d'albumine.

Un cobaye injecté dans le péritoine avec 14 centimètres cubes du liquide de la troisième ponction, est tué 25 jours après : on constate une rate farcie de granulations tuberculeuses, quelques granulations dans le foie, un tubercule sur le diaphragme.

Observation IX

P. Sébileau. — Tuberculose isolée du cervelet.
(Bulletin de la Société d'Anatomie et de Physiologie de Bordeaux. 1882)

Jean D..., onze ans, né à Bordeaux, entre à l'hôpital des Enfants-Assistés, le 28 février 1882.

Son père et sa mère, actuellement bien portants, ont perdu déjà deux enfants à la suite d'affections mal déterminées ; deux frères et une sœur du malade vivent en bonne santé.

Jean D... a complètement perdu la vue, et c'est à cause de cette cécité que ses parents l'ont envoyé à l'hôpital. Jusqu'à l'âge de cinq ans, il n'avait jamais été malade. A cette époque, *il eut une vive frayeur* causée par un homme qui, caché derrière des fagots, sortit brusquement devant lui pour lui faire peur. Pendant longtemps, le souvenir de ces circonstances lui renouvelait ses terreurs à la moindre occasion.

Vers l'âge de sept ans, il commença à souffrir de douleurs de tête, survenant par accès tous les deux ou trois jours, indifféremment le jour ou la nuit, assez intenses pour le faire crier et le laissant absolument calme dans leur intervalle

Dès cette époque, le malade présente des *vomissements* de matières vertes, fréquents et faciles et qui n'ont pas cessé, et des *hémoptysies* d'abondance modérée, très tenaces et qui, cependant, n'ont pas reparu depuis l'été de 1881.

A ces trois symptômes : *céphalalgie, vomissements, hémoptysies,* qui, sauf une courte rémission de deux mois, ont persisté d'une façon continue, s'en ajoutèrent d'autres bientôt : *affaiblissement des membres inférieurs, marche hésitante et difficile,* puis *impossibilité de se tenir debout, affaiblissement progressif de la vue aboutissant à la cécité complète.* Souvent aussi, il existait du strabisme et une asymétrie de la face, qui donnait à la physionomie une expression hideuse. Pas de vertiges. L'intelligence est vive ; mais, depuis longtemps, tout travail a été impossible à cause de l'intensité des douleurs de la tête. Le malade a eu jusqu'à ces temps derniers un appétit vorace.

État actuel. — Enfant gros et gras : muscles volumineux et de bonne consistance : tête forte ; yeux largement ouverts, sans expression.

Motilité. — Le malade est toujours couché dans son lit, jamais assis, même pour manger : placé dans la station verticale, il chancelle et s'affaisse. Cependant, les membres inférieurs ont conservé leur vigueur et résistent aux tentatives que l'on fait pour les fléchir ou les étendre malgré le malade. Aux membres supérieurs, l'enfant a con-

servé sa force et son adresse, le bras droit étant un peu
plus vigoureux.

Sensibilité. — Elle est partout conservée sans exagération, ni affaiblissement : l'esthésiomètre démontre son
égalité des deux côtés. Le réflexe tendineux est aboli. La
vision est abolie : cependant, le malade peut encore distinguer le grand jour d'une nuit profonde. Il est atteint
d'une atrophie pupillaire de date probablement ancienne
(examen ophtalmoscopique de M. le docteur Kloz).

L'ouïe est normale des deux côtés. L'odorat est très dé-
fectueux, le malade confond les odeurs les plus dissem-
blables.

Fonctions de nutrition. — Le malade mange glouton-
nement ; il vomit encore des matières bilieuses, rarement
après le repas. Pas de diarrhée. La respiration est normale : les poumons paraissent sains à l'examen stéthos-
copique. Il paraît que, durant les accès de douleur, on a
constaté quelquefois une dyspnée considérable : elle n'a
pas été observée à l'hôpital. Le pouls est régulier, d'une
fréquence moyenne. Pas d'incontinence d'urine : réten-
tion momentanée dans les accès de grande douleur.

Traitement. — Iodure de potassium, opium, belladone.
Les douleurs sont légèrement atténuées : aucun autre
symptôme n'est modifié.

Dans la nuit du 10 au 11 avril, le malade souffre cruel-
lement de la tête ; il meurt subitement le matin.

Autopsie. — Le cadavre présente une teinte rouge, vio-
lacée, généralisée. Un peu de liquide dans le péritoine ;
pas d'hypertrophie des ganglions mésentériques, pas de
tubercules ni sur le péritoine, ni sur l'intestin. Pas de tubercules pulmonaires ; congestion simple aux deux bases
et aux deux bords postérieurs. Foie volumineux, reins
congestionnés, rate saine.

Le cerveau est volumineux ; les méninges sont très adhérentes le long du sinus longitudinal postérieur, surtout
en arrière. Au moment où l'on enlève le cerveau, il s'é-
coule, au niveau du confluent antérieur, sous forme de
jet, une énorme quantité de liquide (plus d'un litre). Les
ventricules latéraux sont énormément dilatés. Ni dans les
méninges, ni dans la substance cérébrale, on ne découvre
de lésion.

Cervelet. — Le lobe droit est mou, sans adhérence avec
les méninges, sans lésion superficielle ou profonde. Sur le
lobe gauche, les méninges sont épaissies et adhérentes ; à
sa face inférieure, on aperçoit deux tumeurs l'une grosse
comme un œuf de poule, l'autre comme un œuf de pigeon,
dures, résistantes, et ne laissant rien paraître de la structure normale du cervelet. Ces deux tumeurs ont envahi
presque tout le lobe gauche et on les reconnaît facilement
à leur consistance en appliquant le doigt sur la face supérieure, où il reste seulement une mince couche de tissu sain.
A la coupe, la substance de ces tumeurs est homogène,
blanc grisâtre, compacte, dure, sans trace de ramollissement, présentant seulement dans la plus petite quelques
points de transformation calcaire. Le microscope a con-
firmé le diagnostic fait à l'œil nu ; ce sont des masses tuberculeuses.

OBSERVATION X

F. Dainville. — Tubercule latent du cervelet chez un enfant. Méningite en
plaques localisée à droite. Epilepsie Jacksonienne des membres gauches.
(Société anatomique, mai 1902)

9 mai 1902. — Lucie F..., quatorze mois, issue d'une
famille de six enfants dont quatre déjà morts de méningite tuberculeuse et dont le père est nettement tuberculeux,

entrée à l'hôpital avec vomissements bientôt suivis de cons·
tipation opiniâtre.

L'enfant est très abattue et amaigrie.

A l'examen : raideur de la nuque, signe de Kernig, hy-
péresthésie cutanée avec troubles vaso-moteurs. Rien du
côté des yeux, pouls irrégulier, faible, quelques intermit·
tences.

Dans la soirée, convulsions du côté gauche. Ces convulsions se répètent la nuit, ainsi que plusieurs fois les jours
suivants et toujours à gauche sans participation du côté
droit.

11 mai. — Tension très grande de la fontanelle postérieure. Ponction lombaire. Lymphocytose absolue. Légère
amélioration après la ponction.

14 mai. — Mort à 3 heures et demie du matin.

Autopsie. — Poumon, foie, rate, tuberculose miliaire.

Cerveau. — A l'ouverture de la cavité crânienne on cons·
tate une grande abondance de liquide céphalo-rachidien.

Hémisphère droit : tubercules disséminés le long de l'artère sylvienne et de ses branches, formant des plaques.

Au niveau du lobule paracentral, grosse plaque occupant presque toute sa surface.

Cervelet. — Gros tubercule de la grosseur d'une noisette siégeant sur la ligne médiane en pleine substance cérébelleuse. Il est placé au-dessus du toit du quatrième ventricule. Sa couleur est blanc jaunâtre, d'aspect caséeux,
de consistance molle. Il est bien isolé de la substance nerveuse saine dans laquelle il est comme enkysté.

OBSERVATION XI

F. Dainville. — Tu ercule latent du cervelet. Méningite tuberculeuse. Granolie.
(Bul. Soc. anat. 1902, p. 609.)

E... Eugène, âgé de 3 ans, entre à l'Hôpital Hérold, dans le service de M. Barbier, le 14 juin 1902. Depuis deux jours, il a des vomissements.

Sa mère, neurasthénique, tousse et est atteinte de bronchite depuis 15 ans. Le père est bien portant.

L'enfant, né avant terme, au huitième mois, a eu, en 1901, une pleurésie purulente. Depuis cette époque, l'enfant jouissait d'une santé assez bonne. Aucun trouble ne pouvait révéler la présence d'une tumeur cérébrale. Depuis deux jours il ne veut plus manger ; il a eu et a encore des vomissements, rejetant immédiatement le lait qu'il venait de prendre.

14 juin. — L'enfant est abattu, indifférent, ne semble pas souffrir d'un point précis, tousse ; un peu de raideur de la nuque et des membres ; ventre en bateau.

16 juin. — Pouls inégal, irrégulier, variable. Faciès vultueux. Contracture généralisée, aspect tétaniforme. Quelques convulsions des muscles de l'œil. Cornée un peu dépolie du côté gauche, avec menaces d'ulcérations.

17 juin. — Quelques convulsions des membres supérieurs, surtout à droite. La raideur des membres est moins marquée et cède peu à peu dans la journée.

On note trois accès de convulsion des membres et de la face. Le soir, mort dans le coma.

Autopsie. — Tubercules des deux côtés dans les poumons. A l'ouverture de la boîte crânienne, hydrocéphalie considérable, vascularisation interne des méninges.

Cervelet. — Tient à la paroi crânienne du côté droit, par suite d'adhérences méningées. On voit alors *un tubercule de la grosseur d'une noix*, de consistance assez ferme, recouvert par les méninges épaissies ; il occupe la face inférieure du lobe droit du cervelet. A la coupe, la tumeur semble s'être développée peu à peu dans la substance cérébelleuse, en prenant son origine autour d'une artère superficielle du cervelet ; elle fait corps avec la pie-mère, mais elle s'en distingue par une sorte de zone d'enkystement blanchâtre ; la zone centrale s'en distingue par une teinte légèrement jaunâtre.

Les méninges sont injectées, parsemées de granulations tuberculeuses avec prédominance à la base.

Les cavités ventriculaires sont dilatées et leurs parois sont ramollies.

Le tubercule est donc ici resté latent et peut être considéré comme le point de départ probable de la granulie méningée.

OBSERVATION XII

Simon.—Tuberculome du cervelet. Lymphocytes dans le liquide céphalo-rachidien
(Revue des Maladies de l'enfance, 1903)

B... Marie, 11 ans, entre à l'Hôpital Trousseau, service de M. le docteur Guinon, le 1er février 1902, pour maux de tête légers et fatigue générale.

Antécédents héréditaires. — Père mort tuberculeux. Mère bien portante. Elle a un autre enfant également bien portant.

Antécédents personnels. — Jamais malade ; depuis quelques jours seulement, maux de tête et courbatures ; se fatigue vite en travaillant.

A son entrée, on ne lui trouve aucun phénomène morbide inquiétant ; quelques écorchures des lèvres avec une adénopathie sous-maxillaire adhérente, légèrement douloureuse. La langue est un peu sale ; on prescrit un purgatif.

7 février. — L'enfant a été prise, au moment où elle se levait, de vertige ; elle ébauche quelques convulsions, perd connaissance. Examinée dans la journée, on lui trouve des signes déjà très inquiétants : signe de Kernig, raie vaso-motrice nette, légère parésie faciale droite, très nette quand l'enfant rit, essaie de siffler ou de souffler, légère hypo-esthésie dans le territoire du trijumeau du côté droit, avec hyperesthésie partout ailleurs, hypoacousie à droite, abolition du goût à droite, mais l'odorat est conservé. Tous ces signes coïncident avec une céphalée assez intense que la malade localise dans la moitié du crâne et de la face.

Il n'y a pas de raideur de la nuque, pas de vomissements ; le pouls est à 106, régulier.

8 février. — A 3 heures de l'après-midi, apparaît un phénomène nouveau : l'enfant est prise subitement de convulsions généralisées avec perte absolue de la connaissance ; une seconde crise survient à 4 heures moins un quart, à la suite de laquelle la connaissance revient peu à peu. Pouls régulier à 110.

9 février. — L'enfant paraît beaucoup mieux et ne se ressent nullement de sa crise de la veille ; elle a toute sa connaissance et joue sur son lit ; mais, à un examen complet, on retrouve les signes de localisation du côté de la face.

Les jours suivants, l'état reste sensiblement stationnaire, avec néanmoins une tendance vers l'amélioration ; l'enfant ne se plaint plus de la tête ; le signe de Kernig est moins net ; le pouls (à 120) est plus régulier.

19 février. — Mais la céphalée réapparaît et empêche la malade de dormir la nuit ; il y a eu un vomissement ; le signe de Kernig redevient net ; sa recherche est douloureuse.

21 février. — Mêmes signes ; l'enfant est abattue, somnolente. Dans la journée et les deux jours qui suivent, l'enfant présente encore six à huit crises convulsives, avec contracture tonique des membres supérieurs surtout, perte de connaissance, cyanose de la figure.

25 février. — Céphalée continue ; hyperesthésie généralisée très marquée ; raie vaso-motrice, mais pas de vomissements ; pouls à 120, régulier, bien frappé ; par contre, la paralysie des cinquième, sixième, septième, huitième et neuvième paires crâniennes du côté droit persiste ; on trouve même un peu de strabisme interne du côté gauche.

1er mars. — Mêmes signes ; déviation marquée de la pointe de la langue à droite ; strabisme interne de l'œil gauche ; la main droite serre un peu moins fort que la main gauche ; douleur de tête intense ; signe de Kernig très marqué ; l'intelligence est moins vive ; l'enfant reste couchée sur le dos, la bouche entr'ouverte, les yeux mi-clos, poussant par moment une plainte gémissante ou un cri aigu coïncidant avec une contraction douloureuse de ses traits.

Pouls régulier.

Pas de vomissements.

5 mars. — Même état ; l'hébétude augmente ; l'enfant ne prononce maintenant que fort peu de paroles articulées ; elle reconnaît cependant encore sa mère.

Elle se nourrit bien et paraît n'avoir nullement maigri depuis son entrée.

11 mars. — Les pupilles sont largement ouvertes, ne

réagissent plus à la lumière ; les objets qu'on fait passer devant ses yeux à une courte distance, ne provoquent aucun mouvement ; il semble qu'elle ait complètement perdu la vue, qu'elle n'aperçoit même pas une bougie allumée.

21 mars. — L'anéantissement des facultés intellectuelles augmente progressivement ; la malade n'entend plus, ne voit plus ; elle reste inerte, avec parfois un mouvement brusque des bras.

22 mars. — De nouveau, trois convulsions, avec contracture tonique généralisée, sans mouvements cloniques ; à la suite de ces crises, la malade reste plongée dans le coma.

25 mars. — Mêmes crises convulsives ; les périodes de coma qui suivent sont plus longues ; la malade conserve son réflexe cornéen à gauche ; il est complètement aboli à droite.

29 mars. — Nouvelles crises convulsives. Même état ; pouls irrégulier, mais l'appétit reste conservé ; il n'y a pas d'amaigrissement ; les selles sont normales.

2 avril. — Les crises ne se sont pas reproduites. La malade reste dans le même anéantissement intellectuel, avec conservation de l'intégrité de l'état général, jusqu'au 8 avril, où elle meurt.

Pendant toute la maladie, la température avait oscillé autour de la normale ; quelquefois cependant, elle s'était élevée au-dessus de 38 degrés.

La ponction lombaire fut faite deux fois.

La première, le 7 février, permet de retirer facilement 12 centimètres cubes de liquide céphalo-rachidien, s'écoulant sous une pression moyenne ; le liquide est clair ; on trouve dans le dépôt quelques lymphocites.

La deuxième fut faite le 16 février. On retire assez

facilement dix centimètres cubes de liquide absolument
limpide, mais de couleur légèrement jaunâtre. On trouve,
après centrifugation, dans le dépôt, un assez grand nombre de lymphocytes et de globules rouges ; pas de poly-
nucléaires.

Le diagnostic était impossible à faire au début ; on
pensa d'abord à un embarras gastrique ; puis, avec l'apparition de signes de paralysie de certains nerfs crâniens, à une méningite tuberculeuse ou à des lésions syphilitiques de l'écorce. Les jours suivants, le diagnostic
devenait plus facile : en effet, la céphalalgie intense, le
signe de Kernig, les crises convulsives suivies de coma,
devaient faire penser à une lésion de l'écorce. La paralysie des cinquième, sixième, septième, huitième et neuvième paires du côté droit, faisait supposer une lésion qui,
en comprimant l'écorce, comprimait en même temps ces
nerfs entre leur émergence des centres nerveux et leur
sortie du crâne, c'est-à-dire à une lésion siégeant dans
l'étage postérieur et inférieur du crâne, dans la fosse cérébelleuse droite.

L'idée d'une méningite devait être écartée à cause de la
très longue durée de la maladie, de son évolution presque complètement apyrétique, de l'absence de phénomènes méningitiques vrais (vomissements, constipation), de
la conservation de l'embonpoint.

La syphilis cérébrale devait être également rejetée, parce que, pendant près de trois semaines, un traitement
antisyphilitique intensif (injections d'huile bi-iodurée, iodure de potassium), n'avait amené aucune amélioration
sensible. D'ailleurs, la mère, mise au courant de la situation, et interrogée avec soin, ne gardait le souvenir d'aucune manifestation morbide présentée par elle-même ou
par son mari et pouvant faire penser à la syphilis.

Deux diagnostics restaient donc seuls vraisemblables :
celui du tuberculose cérébrale, ou celui de néoplasme intra-
crânien. Et le souvenir de la tuberculose du père, la constatation de ganglions gros, indurés, au niveau du cou
de l'enfant, devaient faire admettre de préférence l'hypothèse d'un gros tubercule du cerveau.

La ponction lombaire, sans trancher complètement la
difficulté, donnait cependant des renseignements pouvant
être interprétés dans ce sens.

En effet, quantité très faible d'albumine, conservation
de l'hypertonicité du liquide céphalo-rachidien, imperméa-
bilité des méninges à l'iodure, constituaient autant de signes permettant d'éliminer le diagnostic de méningite véritable.

Et cependant, la présence d'une notable quantité de
lymphocytes et de globules rouges dans le dépôt obtenu
par centrifugation du liquide indique d'une façon incon-
testable une réaction légère et subaiguë des méninges.
Tout faisait donc supposer l'existence d'un gros tubercule
siégeant dans la fosse cérébelleuse du côté droit. L'autopsie confirma ce diagnostic.

Autopsie. — A l'ouverture de la dure-mère crânienne,
il s'écoule une notable quantité de liquide céphalo-rachidien, et ensuite, en soulevant la face inférieure du cerveau pour la séparer de ses connexions avec la base du
crâne, on voit que le confluent sous-arachnoïdien inférieur
correspondant à la partie médiane de la base du cerveau,
est bombée, distendue par du liquide ; on le crève ; il
s'échappe alors un flot de liquide céphalo-rachidien trans-
parent. Lésion banale, d'ailleurs, dans les cas de tumeur
du cervelet, ce qui explique suffisamment un certain nombre de signes de compression, la cécité en particulier.

La surface extérieure des hémisphères cérébraux est

normale ; les veines de l'écorce sont dilatées, mais nulle
part on ne découvre de granulations.

A la coupe, la substance cérébrale est normale, mais
la fosse cérébelleuse est occupée par un cervelet énorme,
qui fait bomber en haut la tente cérébelleuse et fait hernie en avant d'elle, refoulant et comprimant la base du
cerveau. Sorti de sa loge, on voit que le cervelet est hypertrophié dans toutes ses dimensions, mais particulièrement aux dépens de son hémisphère droit.

A la surface, on voit par places des tâches jaunes, caséeuses, irrégulièrement disposées, déchiquetées ; elles
sont presque toutes sur l'hémisphère droit ; l'une d'elles,
cependant, ayant les dimensions d'une pièce de 1 franc,
s'étend sur la face supérieure de l'hémisphère cérébelleux
gauche.

A la coupe, passant par le hile, et se terminant au bord
postérieur du cervelet, on voit que la presque totalité de
l'hémisphère droit est occupé par une masse jaune, caséeuse, qui affleure par endroits, à la surface, et est re-
couverte en d'autres par une coque de substance corticale
normale. Cette masse envoie un prolongement dans l'hémisphère cérébelleux gauche.

Nulle part ailleurs, on ne trouve de lésions tuberculeuses.

Les organes viscéraux n'ont pas été examinés, la mère
de la petite malade l'ayant expressément demandé.

Observation XIII

Lesné. — Tuberculome du cervelet. (Bulletin de la Société de Pédiatrie. 1907.

G... Lucienne, 9 ans et demi, née à terme de parents
bien portants. Le frère de la mère est mort d'une affec-

tion cérébrale, avec des symptômes qui rappellent ceux que présente la petite malade. La mère a fait deux fausses-couches de trois mois et a eu deux autres enfants.

L'enfant, élevée au sein, n'a eu aucune maladie dans son enfance, à part la rougeole.

A six ans et demi apparaissent des accès vertigineux avec chute, survenant dans la station verticale et étiquetés vertiges de Ménière ; en même temps existait un écoulement de l'oreille gauche, léger et intermittent, qui n'a pas persisté. Les accès vertigineux ont disparu en quatre ou cinq mois, à la suite d'un traitement local du nez et des oreilles.

A huit ans et demi, la mère observa des troubles de la démarche ; l'enfant marchait comme une « femme ivre » ; elle pouvait cependant sortir seule. Peu après apparurent des douleurs de tête sans localisation spéciale, et enfin des vomissements alimentaires ou bilieux, se faisant avec efforts, à toute heure du jour, avant ou après les repas. De plus, de temps à autre, elle était reprise de vertiges, sans chute.

Depuis le milieu de février 1907, les troubles de la marche s'accentuent, les vomissements se répètent, la céphalée se localise à la région occipitale et à la nuque, et le 28 février l'enfant a une perte brusque de connaissance ; au dire de la mère, la crise dure environ 20 minutes, sans mouvements convulsifs, sans morsure de la langue, sans incontinence d'urine. La crise terminée, l'enfant revient complètement à elle, reconnaît les personnes qui l'entourent, leur parle et ne conserve aucun souvenir de ce qui s'est passé. Le 1er mars, nouvelle crise, absolument semblable à la précédente.

A l'examen, cette petite fille ne présente aucune lésion viscérale apparente ; les urines ne contiennent ni sucre, ni albumine. La température est normale, et le pouls bat régulièrement à 100.

La malade, fort intelligente, s'intéresse à l'examen et répond nettement aux questions. La sensibilité n'est modifiée dans aucun de ses modes. La notion de position des membres est conservée. Il existe une légère incoordination des mouvements des membres supérieurs et un tremblement intentionnel, surtout marqué à droite ; la malade ne peut porter un verre plein à la bouche, sans renverser la moitié de son contenu.

Les troubles de la station et de la marche sont très marqués ; si l'on prie l'enfant de rester immobile, les pieds joints, elle ne peut le faire ; elle est obligée d'écarter les pieds pour élargir sa base de sustentation (ataxie statique). La démarche est ataxo-cérébelleuse typique ; la petite malade lance les jambes en avant et latéralement, titubant et tâtonnant ; elle se sert de ses bras comme d'un balancier et essaie de s'appuyer sur les meubles environnants. Elle tomberait si on ne la retenait, mais la chute n'a pas de tendance à se faire plus particulièrement d'un côté. La marche à cloche-pied est impossible sur le pied droit, tandis qu'elle peut être pratiquée sur le pied gauche.

L'asynergie cérébelleuse est évidente dans la marche, la station debout et le décubitus dorsal.

Il n'y a pas de paralysie, mais une faiblesse musculaire, une asthénie des muscles, des bras et des jambes.

La tête est légèrement inclinée à droite, sans rotation et sans contracture ; elle peut être replacée en position directe, sans douleur.

Tous les réflexes tendineux sont exagérés ; il existe une légère trépidation épileptoïde. L'exagération des réflexes et le clonus du pied sont un peu plus marqués à droite qu'à gauche.

Le signe de Babinski n'existe pas ; le réflexe cutané abdominal, les réflexes pharyngien et cornéen sont normaux.

Les pupilles sont égales, réagissent à la lumière et à l'accommodation.

L'examen de l'œil révèle un peu d'astigmatisme, sans aucune modification du fond de l'œil.

La ponction lombaire donne issue à un liquide clair, non hypertendu, et cette absence d'hypertension explique l'état normal du fond de l'œil. Ce liquide ne contient pas d'albumine et pas d'élément cellulaire (1 ou 2 mononucléaires par champ) ; il n'y a donc pas de réaction méningée.

Tous ces signes permettent de porter le diagnostic de tumeur du cervelet ; cette tumeur doit être volumineuse et atteindre le vermis et les deux lobes latéraux, puisqu'il existe des troubles de l'équilibre et des modifications bilatérales de la motilité et de la réflectivité ; cependant, à cause de quelques symptômes plus marqués du côté droit (réflexes plus exagérés de ce côté, marche à cloche-pied impossible à droite, tête inclinée à droite), nous pensons que le lobe droit est le plus atteint.

Nous ne croyons pas à la possibilité d'un kyste ou d'une tumeur maligne, très exceptionnels ; nous éliminerons aussi l'hypothèse d'un abcès cérébelleux à cause de la lenteur relative de l'évolution, et malgré l'absence d'une tuberculose osseuse, ganglionnaire ou viscérale apparente, nous posons le diagnostic probable de tuberculome du cervelet, sans retentissement méningé, à cause de la fréquence de ce genre de néoplasie chez l'enfant.

Cependant, nous appliquons le traitement antisyphilitique par les frictions mercurielles, envisageant la possibilité bien problématique d'une gomme en l'absence de tout symptôme de syphilis héréditaire ou acquise.

Ce traitement ne produit aucune amélioration.

Dans le courant du mois, l'enfant doit être maintenue au lit, car la marche devient de plus en plus difficile. Il y a cinq crises avec perte de connaissance subite durant chacune environ un quart d'heure. Pendant ces crises, on remarque un peu de contracture du bras et de la jambe du côté droit ; les pupilles sont dilatées et le pouls irrégulier bat à 60 ou 64. Vers le 15, apparaît un peu de nystagmus horizontal.

L'enfant est emmenée par ses parents à la fin du mois, mais, de plus en plus malade, rentre à nouveau le 7 avril. Les crises sont maintenant quotidiennes et ne cèdent pas à l'ingestion de bromure à haute dose ; la céphalée occipitale est continue et les vomissements moins pénibles qu'au début, se faisant presque sans efforts, annoncent les crises. Les ponctions lombaires faites prudemment et peu abondantes n'améliorent pas cet état ; du reste, elles indiquent toujours qu'il n'existe pas d'hypertension.

Une intervention chirurgicale est décidée, mais le 17 avril l'enfant meurt subitement au cours d'une crise. L'autopsie, du reste, nous montre qu'en face de lésions aussi étendues, une opération n'aurait pu donner de résultats satisfaisants.

L'autopsie révèle un tubercule ancien dans le lobe supérieur du poumon droit et deux tubercules crétacés à la face supérieure du foie.

A l'ouverture du crâne, il s'écoule une grande quantité de liquide céphalo-rachidien ; les ventricules sont distendus par le liquide. Le cerveau est congestionné et ne contient aucun tubercule. Les méninges sont normales.

Le cervelet, très augmenté de volume, fait hernie hors
de la fosse cérébelleuse ; son lobe droit, hypertrophié,
déborde la ligne médiane de deux centimètres ; le vermis
a disparu, fondu avec le lobe droit. Tout ce lobe est
bosselé, inégal et sa surface est le siège d'une sorte d'œ-
dème qui lui donne un aspect gélatiniforme ; cette infiltration prédomine à la face inférieure, atteignant le vermis et comprimant le bulbe et la protubérance.

Après durcissement au formol, une coupe parallèle à
la surface du cervelet montre que le centre du lobe droit
est occupé par un amas caséeux jaune verdâtre, de consistance assez ferme et dont la périphérie est sinueuse et
irrégulière. La néoplasie traverse la ligne médiane et la
déborde de 2 à 3 centimètres.

En somme, le lobe droit et le lobe moyen sont à peu près
détruits ; le lobe gauche présente au contact de la tumeur
un foyer de ramollissement. Histologiquement, il s'agit
d'un tuberculome avec zone centrale caséifiée et zone pé-
riphérique infiltrée de cellules embryonnaires et contenant
de nombreuses cellules géantes.

OBSERVATION XIV

Schupfer. — Foyer tuberculeux ayant détruit presque complètement l'hémisphère gauche du cervelet et en partie l'hémisphère droit.
Clinica Moderna, avril 1907. Bollettino delle cliniche, juillet 1907

Jeune fille, 14 ans, morte après deux ans de maladie.
Début à 12 ans ; céphalée occipitale, vomissements.

A 13 ans, convulsions épileptiformes généralisées, qui
se reproduisirent plusieurs fois et à la suite desquelles
la céphalée s'atténua et les vomissements disparurent pour
un temps.

Ensuite, affaiblissement de la vue, d'abord à gauche, puis à droite ; en quelques jours, la cécité bilatérale se fit à peu près complète.

Léger nystagmus et légère parésie du facial droit, un peu de déviation de la pointe de la langue vers la droite ; parésie du membre supérieur droit avec quelque exagération des réflexes tendineux.

Marche normale ou à peu près ; simplement légère tendance à lancer le pied droit en avant.

Autopsie. Destruction presque complète de l'hémisphère gauche du cervelet. Nodules tuberculeux confluents formant une tumeur grosse comme une noix dans l'hémisphère droit.

Vermis intact.

Malgré l'étendue des lésions, il ne fut pas observé de symptômes cérébelleux.

Observation XV

Rauzier. — Tuberculome du cervelet. Province Médicale, janvier 1911. Observation rédigée par M. le docteur Roger.

Ar... Louis, clerc d'huissier, âgé de 25 ans, entre le 17 septembre 1909 dans le service de la clinique, salle Fouquet, numéro 28, pour un syndrome surtout constitué par des vertiges, de la céphalée et des vomissements.

Le début de ces accidents remonte à un mois environ. Le prem. r symptôme, observé vers le 15 août, consiste en quelques troubles de la marche ; le malade festonne, titube presque et est obligé de se surveiller beaucoup pour suivre, dans la rue, une direction à peu près rectiligne. Vers la même époque, il éprouve quelques vertiges en montant les escaliers. Il ressent, en outre, un léger mal de tête, un certain degré de pesanteur à la nuque comme au front, pesanteur continuelle et peut-être plus forte la nuit que le jour, mais ne déterminant pas d'insomnie.

Ces troubles vont s'accentuant ; le malade se fatigue vite quand il marche et se sent entraîné. La céphalée augmente ; cette sensation de pesanteur continue est doublée, par instants, de douleurs très vives, mais rapides (d'environ quelques secondes de durée), qui prennent naissance au niveau de la nuque et derrière les oreilles, et s'irradient dans tout le crâne. Ces élancements surviennent à l'occasion d'un effort, quand le malade rit, quand il tousse, quand il vomit.

Vers le début de septembre, en effet, apparaissent les premiers vomissements. Tous les jours, ou tous les deux jours seulement, le plus souvent avant midi, le malade rejette, sans effort aucun, un peu de liquide stomacal teinté par de la bile. En dehors de ce vomissement du matin, il n'en a point d'autres et n'éprouve pas de nausées durant le reste de la journée.

En outre, le patient se plaint de quelques troubles intellectuels (diminution de la mémoire, fatigue cérébrale pour un travail intellectuel peu intense) et une légère diminution de la vue. Il a maigri de deux à trois kilos depuis quelques mois.

C'est pour ces divers symptômes qu'il va trouver, le 10 septembre, M. le professeur agrégé Gaussel. Scrutant les antécédents du malade, M. Gaussel découvre une légère hémoptysie récente, survenue il y a quinze jours et ayant duré trois jours, mais qui n'avait pas fortement attiré l'attention du malade. Le sujet toussait et crachait depuis sept ou huit mois et présentait, depuis plusieurs années, des rhumes tenaces tous les hivers. Deux ans auparavant, était survenue une très légère douleur dans le testicule

gauche, avec gonflement assez marqué, sans rougeur de
la peau. Au bout de trois mois s'était formé un petit abcès qui était resté longtemps fistulisé.

Dès le début, le médecin traitant avait porté le diagnostic de tuberculose testiculaire, et un chirurgien avait con-
seillé une intervention radicale, qui n'avait pas été accep-
tée. Six mois après, le testicule droit était atteint à son
tour, et d'autre part, les urines demeurèrent troubles un
certain temps. En dehors de ces antécédents de bacillose,
le malade n'accuse aucune autre maladie, sauf une grippe
de courte durée accompagnée de vomissements bilieux,
vers l'âge de 15 ans. Pas de maladies vénériennes ; pas
d'éthylisme.

Dans les antécédents héréditaires, à côté d'un père
mort cardiaque, d'une mère morte paralytique, de trois
frères ou sœurs en bonne santé, on trouve un frère mort
de bacillose à l'âge de 27 ans.

Ces antécédents bacillaires, cette hémoptysie récente, in-
citent le docteur Gaussel à pratiquer un examen appro-
fondi de l'appareil respiratoire ; il y découvre une localisation tuberculeuse jusqu'alors insoupçonnée. La céphalée, les vomissements, les vertiges, font admettre l'o-
rigine bacillaire probable des troubles cérébraux. M. Gaussel conseille l'entrée à l'hôpital en vue d'un examen plus
complet.

Etat du malade à son entrée dans le service :

Système nerveux. — La céphalée gravative est devenue
intense ; elle s'accentue chaque fois que le malade vomit,
puis s'atténue après ; elle siège surtout à la nuque. C'est là
le seul trouble sensitif ; il n'y a pas de douleur le long
de la colonne vertébrale, pas de Kernig.

Le malade éprouve des vertiges, même dans son lit ;
mais il ne peut préciser dans quel sens les objets tournent

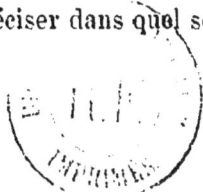

autour de lui. La motilité des membres, de la face, de la langue, du voile du palais, est intacte. Au dynamomètre, la force est de 41 pour la main droite, de 25 pour la main gauche. On observe de la raideur de la nuque.

La marche est hésitante et ébrieuse ; le sujet festonne, est entraîné tantôt à droite, tantôt à gauche. Il ne perd pas l'équilibre quand on le fait retourner brusquement.

Le malade se maintient bien, les yeux fermés, soit sur ses deux pieds joints, soit sur un seul pied (pas de Romberg).

Les réflexes rotuliens et antibrachiaux sont vifs.

Le gros orteil se mobilise en extension, quand on chatouille la plante du pied ; le signe de Babinski existe des deux côtés. Quelques troubles vaso-moteurs (rougeurs) apparaissent à la face quand le malade a une crise douloureuse.

La raie méningitique est très nette au niveau de la région abdominale.

Yeux. — La motilité oculaire paraît normale ; il y a cependant quelques secousses nystagmiformes, quand on attire l'œil vers les limites du champ du regard. Les pupilles sont égales, régulières, réagissent à la lumière, mais sont assez paresseuses.

Appareil digestif. — L'appétit est diminué ; les vomissements sont plus fréquents et surviennent environ deux à trois fois par jour. Ils ne sont liés à aucune douleur stomacale et se font complètement, sans efforts ; ils n'ont aucun rapport fixe avec l'heure des repas. Le malade est assez constipé ; il n'est pas allé du corps depuis cinq jours au moment de son entrée.

Appareil respiratoire. — Il y a de la toux, quelques crachats muco-purulents, contenant des bacilles de Koch.

Le sommet gauche est mat et offre quelques râles humides
de fonte bacillaire, mieux perçus en avant qu'en arrière.

Appareil circulatoire. — Cœur normal, pas de palpita-
tions, pas d'œdèmes. Pouls à 72.

Appareil urinaire. — Le malade urine bien. Légères
traces d'albumine. Pas de sucre.

Etat général. — Amaigrissement notable ; pas de fièvre.

Vers le 15 novembre, les divers symptômes constatés à
l'entrée s'accentuent, mais d'une façon assez lente. Par
périodes assez courtes, certains, comme la céphalée, les
vomissements, diminuent de façon passagère.

La céphalée est nettement influencée d'une manière favorable par la ponction lombaire répétée à plusieurs reprises et réclamée chaque fois par le malade. Ces ponctions
pratiquées dans le décubitus latéral, donnent issue à un
liquide hypertendu, coulant en jet incolore et très clair ;
elles révèlent tantôt l'absence de toute réaction leucocy-
taire, tantôt une très légère lymphocytose.

Voici d'ailleurs les résultats de quelques analyses du
liquide extrait à diverses reprises par la ponction lombaire (Mestrezat) :

7 oct. 1909 . . . . Albumine	0,20	
16 nov. — . . . . —	0,35	Nael 7,23
20 déc. — . . . . —	0,10	— 7,25
27 juin. 1910 . . . . à l'autopsie	1,10	— 6,12

L'on y remarque surtout l'augmentation progressive du
taux de l'albumine, en rapport avec un certain degré de
méningite progressive.

La démarche devient tout à fait incertaine ; le malade
se sent entraîné et tombe à plusieurs reprises. Il ne peut
marcher sans canne.

La constipation s'accentue.

L'état oculaire s'aggrave ; la vision diminue. A l'examen du fond d'œil, la papille est décolorée ; ses contours sont flous et bordés d'un exsudat blanchâtre, qui se confond insensiblement avec la rétine. Les artères sont normales, mais les veines sont fortement dilatées et légèrement tortueuses ; il n'y a pas d'hémorragies. Il s'agit donc d'œdème et de stase papillaires bilatéraux.

Un symptôme nouveau vient bientôt se surajouter au syndrome oculaire : c'est la diplopie. Au début, cette diplopie n'existe que quand le malade regarde les objets rapprochés ; le malade, pour mieux fixer les objets, cligne d'un œil. Ce trouble tient à la parésie du droit externe gauche.

Les lésions thoraciques progressent ; matité au sommet gauche, avec respiration soufflante ; râles sous-crépitants dans toute l'étendue du poumon, et surtout sous la clavicule.

Le cœur ne bat que soixante fois à la minute ; le pouls présente, toutes les quatre pulsations, une pulsation plus rapide (arythmie régulière).

La fin du mois de décembre est caractérisée par une période de rémission au point de vue de la céphalée et des vomissements. La raideur de la nuque est cependant très marquée. La diplopie s'accentue ; les testicules sont douloureux et gonflés au niveau de l'épididyme.

En janvier, on note un affaiblissement de plus en plus marqué. Le malade ne peut plus se lever ; il a des vertiges dans son lit. Les vomissements sont fréquents, gênent l'alimentation et résistent à toute thérapeutique. La constipation est opiniâtre ; les selles ne sont obtenues qu'au moyen de lavements. La vue a beaucoup diminué. Le testicule gauche présente un peu de suppuration.

En mars, l'état est toujours le même ; affaiblissement progressif, amaigrissement extrême. Le malade urine peu et souvent.

Malgré tout, il reste assez euphorique.

Fin juin, l'état se modifie et s'aggrave rapidement ; le malade présente des périodes assez longues de coma, du hoquet, du relâchement des sphincters.

Les membres supérieurs sont le siège de contractures et de quelques mouvements involontaires. La nuque est particulièrement raide. Les réflexes rotuliens sont abolis ; l'excitation de la plante du pied provoque, cette fois, la flexion du gros orteil.

Le voile du palais perd progressivement sa mobilité.

Les yeux sont atteints de nystagmus et offrent des mouvements synergiques de rotation. Les pupilles sont très inégales et ne réagissent pas à la lumière.

Les extrémités sont refroidies et cyanosées.

Les bruits du cœur sont peu énergiques ; pouls 108 ; respiration 40. A l'auscultation du poumon, on enregistre des signes cavitaires au sommet gauche.

Ces troubles sont mis sur le compte d'une poussée de méningite tuberculeuse surajoutée à la tumeur cérébelleuse.

La mort a lieu le 27 juin.

Autopsie. — 24 heures après la mort.

Dès l'ouverture du crâne, et surtout à l'ouverture des méninges, on constate une hypertension énorme du liquide céphalo-rachidien, qui est recueilli en beaucoup plus grande quantité qu'en temps normal.

A la base de tout l'encéphale, se trouvent de nombreux exsudats méningés ; de véritables placards recouvrent la région du bulbe, de la protubérance et englobent le chiasma.

Le cerveau a un aspect normal. A la coupe, on trouve des ventricules dilatés, contenant une assez grande quantité de liquide céphalo-rachidien ; la substance cérébrale ne présente aucune altération macroscopique.

Le bulbe est normal, ainsi que la protubérance et le quatrième ventricule.

Le cervelet, à la partie supérieure du lobe médian, est le siège d'une tumeur du volume d'une grosse châtaigne, assez régulièrement sphérique et de consistance dure ; tout autour, les lobes latéraux offrent une mince zone de ramollissement. Cette tumeur est en contact avec les tubercules quadrijumeaux et les comprime. A la coupe, on se trouve en présence d'une grosse masse, uniformément caséifiée, qui offre tous les caractères du tubercule massif.

Du côté des poumons, le poumon droit, un peu emphysémateux, présente à son sommet quelques tubercules discrets, les uns crus, les autres crétacés. Le poumon gauche, dont la plèvre est très épaissie, lardacée, offre à son sommet une grosse caverne de la dimension d'une mandarine entourée de petites cavités de moindre importance ; d'autre part, toute l'étendue du poumon est parsemée d'un semis de tubercules.

Le cœur est petit, mais sa fibre n'est pas dégénérée ; les valvules et l'aorte sont normales.

Le testicule gauche a sa vaginale épaissie contenant pas mal de liquide ; il est lui-même doublé de volume. Il présente, à sa surface et à la coupe de gros noyaux caséeux, assez distincts les uns des autres, qui ont détruit presque toute la substance du testicule.

Observation XVI

Bennett-May. — Tumeur du cervelet. Ablation. Mort. Lancet. 1887. T. I.

Enfant de 7 ans, ayant présenté de la névrite optique, de la paralysie des muscles de l'œil, de la titubation, et chez lequel on diagnostique : tumeur du cervelet.

Opération. — Incision convexe, allant d'une apophyse mastoïde à l'autre, en suivant la légère courbe supérieure ; désinsertion des muscles jusqu'au trou occipital ; couronne de trépan au centre d'une surface limitée en haut par la moitié droite de la légère courbe supérieure, en bas par le trou occipital, en dedans par la crête occipitale ; lambeau de dure-mère ; la surface du cervelet paraît normale ; enfin, la palpation découvre une partie plus résistante dans la moitié externe du segment découvert ; incision avec un ténotome ; le doigt, introduit dans l'orifice, trouve une masse dure un pouce au-dessous de la surface ; cette masse, caséeuse au centre, du volume d'un œuf de pigeon, fut extraite par morceaux avec une petite curette. Il s'agissait d'un tubercule hémorragique notable. Fermeture de la plaie.

Résultat : mort de shock quelques heures après.

Observation XVII

Mac-Ewen. — Tubercule du cervelet. Trépanation. Amélioration. Récidive suivie de mort 6 mois après. (British med. J. 1893.

Opération palliative pratiquée en 1889 chez un malade atteint de tumeur cérébelleuse ayant déterminé l'atrophie du disque optique, une céphalée persistant avec exacerbation prononcée, vomissements, finalement paralysie des

membres inférieurs, incontinence d'urine et des matières
fécales, parésie marquée des membres supérieurs et difficulté de la déglutition.

Opération faite en deux temps :

1° Large ouverture de la fosse cérébelleuse ;

2° Trois jours après ablation de deux tubercules.

Amélioration progressive marquée.

Deux semaines après, plus d'incontinence.

Amélioration de la paralysie des membres inférieurs :
flexion et extension impossibles.

L'état général est meilleur, la céphalée cesse. La paralysie réapparaît vers le sixième mois et la mort a lieu le
neuvième mois, par œdème du cerveau dû au développement de tubercules cérébraux, dont l'un se trouve inclus
dans le quatrième ventricule.

Observation XVIII

Coambs Knapp. — Tumeur du cervelet. Trépanation palliative par Bradford
(Journal of News el Neut. dis., 1892

Homme, 28 ans.

Depuis 1889, céphalée occipitale à droite, qui va en augmentant. En octobre, affaiblissement de la vue et diplopie. Pupilles inégales ; réaction normale. Papillite marquée dans les deux yeux.

Depuis cette époque, a eu une ou deux attaques sans
pousser de cri. La céphalée augmente, affectant surtout la
région frontale ou temporale. Période d'exacerbation de
délire. Diminution de l'ouïe. Salivation profuse. Difficulté
pour articuler les mots. Vertige. Peu à peu, ces différents
troubles augmentent. On note une névrite double. Pas
d'ataxie. Parésie.

Admis à l'hôpital le 12 janvier 1891.

Opération pratiquée par le docteur Bradfort, le 19 janvier.

Incision courbe de six ou huit pouces au-dessus de l'oreille. Ablation d'une rondelle d'os d'un pouce de diamètre à l'extrémité antérieure de la scissure de Sylvius. Deuxième rondelle osseuse en arrière de la première et ablation du pont osseux les séparant à l'aide de la pince coupante. Ouverture de la dure-mère. La tumeur n'est pas trouvée. Suture. Pansement. Mort au bout de quelques semaines, d'encéphalite.

A l'autopsie, on trouva la tumeur dans le lobe cérébelleux ; il s'agissait d'un tubercule.

OBSERVATION XIX

Bradford et Bruilard. — Tumeur du cervelet. Trépanation palliative. Mort.
(Boston medical and Luy. 1891). Cité par Chipault.

Une ouverture faite au-dessus de la protubérance occipitale externe, donne une hémorragie considérable.

La tumeur n'est pas trouvée. Le malade meurt d'hémorragie pendant l'opération, par blessure du sinus longitudinal ; l'autopsie n'est pas permise, mais une trépanation, faite au niveau du cervelet, sur le cadavre, fait constater qu'il s'agissait d'un tubercule cérébelleux.

OBSERVATION XX

Horsley. — Tumeur cérébelleuse. 2 trépanations palliatives. Amélioration.
(Congrès annuel de le British medical. assoc. Newcastle (British med. S. 1893)

Homme venu consulter le 20 novembre 1888.

Le malade présentait des accès de rotation pendant lesquels tout son corps tournait autour de son axe longitudinal, vers le côté gauche, portant l'épaule droite en avant. Il y avait, en outre, des arrêts de respiration relevant des troubles bulbaires, parfois même des accès asphyxiques jusqu'à perdre connaissance ; souffrances intolérables ; vomissements.

Diagnostic : tumeur comprimant le pédoncule cérébelleux en s'étendant assez loin.

Opération : ouverture du crâne pour diminuer la tension intra-crânienne si considérable que le cerveau fit une hernie d'un pouce à travers l'orifice du trépan.

Les symptômes s'atténuèrent, et pendant six mois le malade se crut guéri.

Résultat : l'amélioration ne fut que passagère, car les attaques reprirent avec la céphalée.

Deuxième intervention, même résultat.

Pendant 18 mois, on maintint ainsi le malade, qui mourut au milieu de symptômes rappelant ceux de la paralysie générale.

OBSERVATION XXI

Lampiasi. — Tubercule du cervelet. Trépanation. Mort (Wiener med. W. 1889)

Enfant de deux ans, présentant de la névrite optique, de l'exophtalmie, des convulsions et autres signes de compression.

Trépanation. On retire par ponction 10 cent. cubes de liquide céphalo-rachidien. Tumeur non trouvée.

Mort le quatrième jour.

Autopsie. — Tubercule solitaire du lobe cérébelleux gauche, de la grosseur d'un œuf de poule, avec dilatation considérable des ventricules.

Observation XXII

Parry. -- Tumeur du cervelet avec hydrocéphalie, Ablution. Mort.
(Glascow. med. Journ. 1893)

J. S..., âgé de 5 ans et demi.

Antécédents héréditaires. — Tuberculose dans la famille.

Antécédents personnels. — Il y a huit semaines, chute sur la tête. Depuis, l'enfant se plaint de céphalée et la vision commence à être affectée. A ce moment, l'examen ophtalmique du docteur Hunter donne : « Disque optique pâle, contracté. Diminution de calibre des vaisseaux rétiniens. Atrophie probablement secondaire. Pas d'apparence de tubercule. »

A son admission à l'hôpital. le 26 janvier 1892, l'enfant est absolument aveugle. La tête est très élargie, mesurant 13 pouces et demi de la glabelle à la protubérance occipitale externe, 12 pouces et demi d'une oreille à l'autre en passant par le bregma, 21 pouces de circonférence et 8 pouces et demi entre les éminences pariétales. L'enfant est intelligent.

Depuis quelque temps, céphalée ; la percussion ne permet pas de la localiser. Les veines temporales et auriculaires postérieures proéminent. Appétit bon. Pas de vomissements.

Diagnostic. — Tumeur du cervelet située à la partie postérieure et supérieure de l'hémisphère gauche.

Opération le 9 mars 1893.

Incision partant de l'apophyse mastoïde pour aller à la protubérance occipitale externe, et une autre de la protubérance sur la ligne médiane, en remontant sur une étendue de deux pouces.

Ablation d'une portion d'os ; mise à nu de la tumeur, dont on enlève la plus grande partie avec la curette de Volkmann.

Mort quelques heures après l'opération.

La tumeur était de nature tuberculeuse, ainsi que le montra l'examen histologique.

L'auteur attribue la mort à l'hémorragie.

Observation XXIII

Terrier. — Tumeur du cervelet. Trépanation exploratrice. Amélioration passagère
(In Auvray, thèse, Paris, 1896)

X..., le 2 septembre 1894, fut pris pour la première fois en jouant au law-tennis, de mal de tête. Céphalée localisée primitivement au front et à la nuque ; durée de quelques minutes. A partir de ce moment, tous les matins la douleur revenait, provoquée par les efforts. Dès ce moment son caractère devint apathique. Le docteur Merklen, appelé auprès du patient, le traita d'abord par le bromure de potassium, qui apporta quelque soulagement. Plus tard, M. Merklen constata en dehors du mal de tête, trois choses : une rate manifestement augmentée de volume, la raie vaso-motrice et le phénomène de la corde musculaire. Dès ce moment germe dans l'esprit du médecin l'idée d'une méningite tuberculeuse, mais pas de fièvre, pas de constipation, rien du côté du pouls. Le malade, traité par l'antipyrine, en éprouve un grand soulagement, puis successivement des vomissements, attribués au médicament nouveau.

Puis survinrent des douleurs atroces de la tête, que le malade portait immobilisée en opisthotonos. Les traits exprimaient une grande souffrance. Des crises douloureuses se reproduisirent assez fréquemment, accompagnées de constipation et de vomissements.

Un traitement anticongestif (sangsues, glace, calomel) resta sans effet.

Vers le 15 ou le 20 novembre, le malade fut pris d'une douleur gastro-intestinale intense avec état mental hystérique manifeste ; l'aboulie, l'apathie concomitante firent penser à l'hystérie.

Alors, fut suivi un traitement hydrothérapique dans un établissement spécial. Huit premiers jours excellents, mais persistance de la raideur de la nuque. Au bout de huit jours, crises avec vomissements, état nauséeux, et alors, pendant une semaine, il refuse de se lever et de manger, redoutant les vomissements. Menacé de la sonde œsophagienne, il se met à manger et digère très bien. Amélioration d'une semaine.

A partir de janvier, crises plus fréquentes ; le malade reste le plus souvent couché ; il veut quitter l'établissement hydrothérapique. A deux reprises, petites crises syncopales. Amaigrissement progressif avec déformation des doigts qui prennent le caractère hippocratique. Accélération du pouls aux environs de 100, mais pas d'élévation de température. Indépendamment des crises douloureuses paroxystiques, le malade accusait des douleurs continues de caractère lancinant. Parfois sensation d'éclatement.

L'examen de l'œil, fait par le docteur Blanc, ne révèle aucune paralysie, ni lésion du fond de l'œil, mais on constate un certain degré de marche ébrieuse, phénomène du reste fugitif. Le diagnostic de tumeur cérébelleuse paraissait probable. Rentré dans sa famille, le malade éprouva une amélioration de quelques jours, suivie bientôt d'une aggravation des symptômes. Les douleurs devinrent into-

Jérables, faisant réclamer la mort au malade. Tous les
analgésiques restaient inefficaces. M. Terrier, consulté sur
l'opportunité d'une trépanation, sans rejeter cette ressour-
ce thérapeutique, ne voulut pas en prendre la responsa-
bilité, ne trouvant pas le diagnostic certain. La trépanation fut conseillée par M. Lucas-Championnière, qui vit
le malade. L'opération eut lieu le 20 février.

Opération. — Incision en fer à cheval du cuir chevelu,
commençant en avant, au voisinage de l'oreille gauche, et
se terminant en arrière, à la protubérance occipitale externe. Hémostase du lambeau cutané qui est rabattu avec
le périoste.

A l'aide du trépan, on enlève une rondelle osseuse des
dimensions d'une pièce de 2 francs ; l'ouverture est agran-
die avec la pince emporte-pièce ; on parvient à faire
(mais non sans peine) une brèche osseuse présentant à peu
près les dimensions d'une mandarine. L'hémorragie four-
nie par les vaisseaux du diploë est arrêtée à l'aide de la
cire. Incision cruciale de la dure-mère. Il ne s'écoule pas
de liquide, mais le cerveau fait saillie dans l'ouverture
méningée. La coloration du cerveau est normale. A la palpation, on ne trouve pas de tumeur. On ponctionne le
cerveau à l'aide d'une aiguille à suture, et il ne s'écoule
aucun liquide. L'ouverture de la boîte crânienne, faite au
niveau des bosses occipitales, est contiguë en bas au sinus
latéral ; mais celui-ci est respecté avec soin. En refer-
mant, on ne fait aucune suture à la dure-mère ; on se con-
tente de suturer la peau et le périoste. Un drain est laissé
dans la plaie ; les sutures cutanées sont faites au crin de
Florence. Pansement à la gaze iodoformée.

Suites opératoires. — L'opération avait eu lieu le 23
février. Cinq jours se passèrent sans douleur, avec possibilité de tourner la tête en tous sens ; appétit excellent ;

retour spontané des gardes-robes ; sommeil, langue nette,
etc.

Amélioration très sensible. Premier pansement le 28,
nécessité parce que le malade, subitement, dans la nuit,
avait éprouvé des douleurs avec vomissements. M. Terrier
enlève le drain, qui était fermé ; quelques gouttes de liquide s'écoulent ensuite. Mais le malade n'est pas sou-
lagé, et sans qu'il y ait eu retour des crises douloureuses d'autrefois, le malade se plaint d'une douleur assez
vive au niveau de la partie antérieure de la couronne
de trépan. On lui donne de l'antipyrine. Deuxième pansement le 3 mars ; on enlève les fils. Les douleurs persistent, mais la raideur du cou n'existe plus. Réunion parfaite. Mais on constate une saillie du volume d'un gros
œuf au niveau de la couronne de trépan.

8 mars. — Etat apathique, mêlé d'irritabilité ; le malade refuse de manger.

A partir de ce moment, le malade, tout en étant sou-
lagé, en passant des nuits à peu près bonnes, reste couché
sur le côté droit, avec des douleurs localisées et des vomissements.

La constipation est combattue par l'administration de
calomel.

Le 19 mars. — Amélioration notable, plus de douleurs ;
mais la poche augmente progressivement de volume. La
situation favorable permet au malade de se lever le 23.

Le 28. — De nouveaux vomissements et douleurs de tête.
Augmentation du volume de la poche.

Le 8 avril. — Une ponction de la poche est décidée, en
raison de la menace de rupture. Le soir même, il se produit un petit pertuis spontané par lequel s'écoule le liquide.
On ponctionne avec une aiguille fine au niveau du pertuis
siégeant sur la ligne cicatricielle. On donne issue à 250

grammes de liquide clair, légèrement sanguinolent. Soulagement momentané. Dès le lendemain matin, la poche est redistendue, vomissements et douleurs de tête.

Deuxième ponction le 16, un demi-litre.

A partir du 22, ponction presque bi-quotidienne donnant issue à 400 ou 500 grammes de liquide. Quelquefois, le liquide s'écoule spontanément à la suite des ponctions. La poche va jusqu'à atteindre les dimensions d'une tête de fœtus. Le liquide analysé présente une composition analogue à celle du liquide céphalo-rachidien. Ii importe de signaler une sorte de balancement qui s'établit entre la quantité des urines émises et le liquide enlevé par ponction.

A la onzième et dernière ponction qui eut lieu le 13 juin, la quantité d'urine émise tomba à 0. Le 17, un écoulement abondant se fit spontanément et cette fois encore l'émission des urines fut nulle.

Amaigrissement progressif. Alternatives de mieux et d'aggravation.

L'attitude en chien de fusil domine. Douleur au niveau de la couronne de trépan et de la région temporale.

Le 23 juin. — Au matin, le malade tombe dans une sorte de coma, précédé d'aphasie, avec refroidissement des extrémités. M. Terrier le ponctionne et retire au moins un litre de liquide.

A la suite, légère amélioration, le pouls se relève, puis le malade s'éteint dans un demi-coma.

Autopsie. — Tuberculome du lobe gauche du cervelet, de la grosseur d'une mandarine, énucléable, mais adhérent à la tente du cervelet, sur une étendue égale à une pièce de 0 fr. 50.

Hydrocéphalie ventriculaire en communication avec la poche par un des prolongements du ventricule latéral gauche : la poche était doublée d'une très petite épaisseur de substance cérébrale. Pas de méningite.

OBSERVATION XXIV

Okinezie. — Tuberculome du cervelet. (Bulletin. Soc. Anatom. 1902

Homme, 18 ans, pas d'antécédents héréditaires bacillaires.

Fluxion de poitrine à 10 ans. Chute récente d'un premier étage, sans suites apparentes. Entre à Beaujon le 13 juin 1902 et raconte avoir éprouvé brusquement il y a 3 mois, une vive douleur dans le testicule droit. Il se baisse pour examiner la région douloureuse qui est volumineuse, se relève et est pris d'*une céphalée* qui va être à peu près persistante avec des périodes de rémission et d'aggravation. Bientôt apparaissent des *nausées et des vomissements.*

Actuellement, on est frappé de son état *d'hébétude qui contraste avec ses réponses intelligentes et précises.* Aucun trouble de la marche. Il entre dans le service de M. Tuffier où l'on fait une ponction lombaire : le liquide est clair et limpide et sort avec une certaine tension.

Pendant les jours qui suivent la ponction, on note une *rémission remarquable de la céphalalgie.*

Le 8 juin, il entre dans le service de M. Fanet. A ce moment, on note un *léger strabisme de l'œil gauche par paralysie de son droit externe.*

Pupilles dilatées mais égales.

Le malade accuse : de la diplopie, de la céphalalgie occipitale très marquée.

Son aspect est anxieux : il y a de la raideur de la nuque, mais pas de signe de Kernig.

Les réflexes sont normaux, sans hyperesthésie, ni anes-
thésie. L'intelligence est parfaite, le malade parle et répond bien.

De temps en temps, à n'importe quel moment de la journée, on note un *vomissement* sans effort. *Constipation.*

Le malade ne tousse pas, aucun symptôme de bacillose
pulmonaire.

Rien au cœur. Pouls à 66. Température : 37°.

Le ventre est légèrement rétracté, pas douloureux.

On sent au niveau du testicule droit, sur la face externe
de l'épididyme, *un noyau dur qui semble bien être tubercu-*
leux.

13 juin. — Température : 40° et 45 pulsations. Céphalalgie. Facies grippé. Puis tout rentre dans l'ordre.

De temps en temps, rémission de la céphalalgie.

Le malade parle et s'occupe.

A aucun moment le malade *n'a présenté de titubation*
dans la démarche.

Quant il est levé, il a seulement de la raideur de la nuque,
mais *pas de démarche ébrieuse.*

A l'occasion d'une crise de céphalalgie plus violente, on
fait une nouvelle ponction lombaire, pas de soulagement.
Le liquide s'échappe avec une tension marquée. Pas de
dépôt après la centrifugation, *quelques lymphocytes rares.*

La diplopie monoculaire s'accuse.

Puis en septembre, l'acuité visuelle s'émousse de plus
en plus. Le malade se plaint d'avoir un nuage devant les
yeux. L'examen des yeux démontre l'existence d'une ré-
tinite œdémateuse qui semble indiquer une compression.

Ptosis intermittent puis définitif du côté gauche.

La cécité devient complète.

On diagnostique une tumeur de la base du cerveau et le
malade est opéré le 9 octobre par M. Tuffier.

Craniectomie droite. — Dure-mère intacte, non adhérente, mais très tendue sur le cerveau qui la refoule.

Pas de tumeur.

Dans les jours qui suivent, cessation momentanée inter-
mittente de la céphalée, puis apparition progressive d'une
monoplégie du membre supérieur gauche.

Le 3 novembre. — Craniectomie gauche : pas de tumeur
à ce niveau.

Mort le 4 novembre.

Autopsie. — Gros tubercule siégeant dans le lobe droit
du cervelet et faisant saillie vers la face centrale. Aucune
trace de tuberculose en aucun point du cerveau.

OBSERVATION XXV

G. Stewart et G. Holmes, Horsley. — Symptom of cerebellar tumor
(Traduction de Berthaux in thèse, Paris 1908)
Tumeur tuberculeuse du lobe latéral gauche du cervelet

H. B..., âgé de 18 ans, homme. Service du docteur Buz-
zard, 1904.

Antécédents héréditaires. — Sa mère a eu la syphilis.

Antécédents personnels. — Lui-même a une coxalgie et
une arthrite tuberculeuse du poignet droit.

Début. — Il y a un an, le malade commença à souffrir de
crises très violentes de douleur occipitale, s'irradiant dans
le cou. Cependant, cette douleur allait graduellement en
diminuant jusqu'à disparaître et le sujet se trouvait bien
jusqu'à il y a cinq semaines, quand sa céphalée reparut accompagnée cette fois de vomissements et de vertiges.

A ce moment, il se sentit comme entraîné de gauche à
droite et les objets extérieurs semblaient se mouvoir dans
la même direction. Il avait aussi de la diplopie en regar-

dant à gauche et devenait sourd de l'oreille gauche. Environ une semaine après, il commença à avoir des difficultés pour marcher ; il chancelait et avait tendance à être entraîné vers le côté gauche. A différentes reprises il ressentit des tiraillements dans le côté gauche du visage.

Etat à l'admission. — Arthrite tuberculeuse latente de la hanche gauche et du poignet droit ; avec atrophie marquée des muscles correspondants.

Sens spéciaux. — Odorat et goût normaux. Légère surdité de l'oreille gauche. Vision : œil droit 6/12. gauche 6/9.

Névrite optique bien marquée.

Nerfs crâniens, III, IV, VI. — Faiblesse des deux muscles droits externes, plus grande à gauche. Nystagmus, lent et à mouvements étendus en regardant à gauche, fin et rapide en regardant à droite.

Nystagmus vertical irrégulier dans les mouvements du globe oculaire en haut. Les pupilles, égales, réagissent bien.

V. — Légère atrophie du masséter gauche avec déviation de la mâchoire à gauche.

Pas d'anomalie du côté des autres nerfs crâniens.

Attitude. — L'occiput était constamment incliné vers l'épaule droite, le menton pointait à gauche.

Système musculaire. — Vu les conditions particulières dans lesquelles se trouvait le malade, on n'a pu estimer la force relative des muscles. Activité des membres gauches diminuée. La coordination musculaire est imparfaite, surtout dans les membres supérieurs. L'ataxie est plus marquée à gauche.

Le signe cérébelleux de Babinski n'a pas été nettement constaté.

Les mains étendues restaient immobiles, particulièrement la main gauche.

Démarche. — Chancelante, le malade trébuchait et déviait plus vers le côté gauche que vers le côté droit.

Réflexes. — Profonds ; diminués à droite, normaux à gauche. Superficiels ; vifs et égaux. Réflexe plantaire en flexion.

Pas de troubles sphinctériens.

Sensibilité normale.

Crâne. — Pas de changement de forme, ni de consistance. Pendant qu'il était soumis à l'observation, le malade resta à peu près dans le même état, sauf une augmentation de la névrite optique. Opéré par Sir Victor Horsley, en deux temps, dont le second le 3 mars 1904.

Une tumeur tuberculeuse de forme irrégulière et d'un diamètre d'environ 4 centimètres fut extirpée du lobe latéral gauche du cervelet. Elle se montrait à la face dorsale de l'organe.

Le malade supporta très bien l'opération.

6 mai 1904. — Les symptômes sont ce qu'ils étaient avant l'opération, à part une faiblesse plus marquée du côté gauche du corps.

22 mai 1904. — Tous les signes ont diminué. La démarche est presque normale. Les réflexes sont normaux.

Six semaines après l'intervention, la plupart des symptômes antérieurs existaient encore ; de plus, la direction des globes oculaires vers la gauche était un peu difficile, ce mouvement déterminait l'apparition d'un nystagmus lent.

La parésie du masséter gauche avait disparu. Légère faiblesse, et incoordination des membres gauches.

La démarche devint plus tard normale, si l'on excepte les troubles causés par l'évolution de la coxalgie gauche.

OBSERVATION XXVI

Horteloup. — Tumeur tuberculeuse du lobe droit du cervelet avec collection
purulente
(Société anatomique, 1862)

Sagot, 9 ans et demi, entre le 6 mai, salle Sainte-Cathe-
rine.

Il y a 4 mois, cette jeune fille fut réveillée subitement par
une roideur presque tétanique, généralisée ; elle ne perdit
nullement connaissance, et le lendemain elle ne se plaignit
que d'une légère céphalalgie, sans aucun trouble du côté
des appareils locomoteurs. A partir de cette époque, cette
enfant fut sujette à des attaques tout à fait semblables à
la première ; elles ne se montrèrent d'abord qu'à des intervalles de sept ou huit jours, mais elles se rapprochèrent,
et maintenant on nous dit qu'elle en a six, sept et même
huit par jour.

Ces convulsions sont caractérisées par une tonicité de
tous les muscles avec renversement de la tête en arrière ;
la face est rouge et congestionnée. On l'amène à l'hôpital
le 6 mai. Pendant sa réception, elle fut prise d'un véritable
tétanos, avec emprosthotonos très prononcé et un peu de
trismus. Pendant cet accès, qui fut le seul observé pendant
son séjour de dix-huit heures à l'hôpital, on constata que
l'intelligence était parfaite.

Pas de contraction de la pupille. Le serrement des mâ-
choires empêche seul la parole.

En interrogeant l'enfant, voici ce que l'on apprend. Elle
est habituellement constipée. Il y a trois jours, elle a été
prise de vomissements bilieux et alimentaires.

Le ventre n'est ni ballonné, ni rétracté. Pas de gargouil-
lements.

Elle se plaint de maux de tête très violents. Le visage est pâle et parfaitement régulier. Les pupilles sont un peu dilatées ; pas de trouble de la vision. Les mouvements des bras et des jambes sont intacts.

Il n'y a aucune paralysie. Cependant, si l'on fait marcher l'enfant, la marche est un peu incertaine. Pas de gêne de la respiration.

La colonne vertébrale n'est pas déviée, mais à la hauteur de la huitième vertèbre dorsale, on fait éprouver, en pressant sur les apophyses épineuses, une très vive douleur.

La masse commune droite est le siège d'une contracture si forte qu'elle fait une saillie énorme comparée au volume de la masse musculaire du côté opposé.

Lorsque l'enfant est debout, elle est penchée du côté gauche et elle ne peut se redresser.

J'avais oublié de dire que cette enfant n'a pas de fièvre et n'en a jamais eu.

Pendant la première nuit que cette fille passa à l'hôpital, elle fut prise d'une attaque convulsive et mourut subitement.

Autopsie. — Boîte crânienne : en incisant la dure-mère, il s'écoule un flot de liquide et la masse cérébrale s'échappe par l'incision.

Le cerveau est distendu par des liquides en si grande quantité qu'il y a presque de la fluctuation.

Les hémisphères cérébraux, les couches optiques, les corps striés sont le siège d'un ramollissement très considérable, mais la lésion importante siège dans le cervelet.

Cet organe est doublé de volume. Le lobe gauche est très mou. En le coupant, on trouve presque du liquide crémeux très blanc, mais pas de pus.

L'hémisphère droit est dur ; cependant, à sa partie su-

périeure et à sa face inférieure, on sent deux endroits très
mous fluctuants. En les incisant, on tombe dans deux kystes contenant une cuillerée de pus verdâtre avec des gru-
meleaux pour celui de la face supérieure, et l'autre un
liquide blanc, qui n'est autre que de la matière tuberculeuse. Ces deux foyers sont réunis par une tumeur grosse
comme une noisette, qui est formée de matière tuberculeuse non ramollie.

Dans le sommet du poumon droit, on trouve un tubercule crétacé. Le reste du poumon est intact.

Les ganglions bronchiques sont sans la moindre lésion.
Le cœur est sain.

Rien dans l'abdomen.

Observation XXVII

(Résumée)

Gohnstadt. — Otite moyenne tuberculeuse chronique. Tuberculose du labyrinthe
Abcès du cervelet

Enfant de 11 ans, atteinte depuis l'âge de 4 ans, d'otorrhée droite survenue sans cause, ne provoquant pas de
douleurs.

Il y a un an et deux mois, gonflement de l'apophyse
mastoïde incisé chaque fois.

Oreille droite. — Pus fétide assez abondant, épais. Dé-
bris de tympan conservés.

Granulations abondantes dans la caisse, qui empêchent
de voir si les osselets existent. Trompe libre. Pas de tuméfaction mastoïdienne, légère paralysie faciale.

Surdité totale. Conductibilité osseuse nulle. Bacilles tuberculeux abondants dans le pus.

La trépanation de l'apophyse mastoïde montre l'existence d'une carie des cellules mastoïdiennes et de la paroi postérieure de la caisse.

Onze jours après, vertiges, vomissements.

Autopsie. — Granulations abondantes dans la caisse, absence de tympan et des osselets.

Carie du labyrinthe et du canal de Fallope. Méningite purulente de la base. Foyer purulent dans le lobe droit du cervelet. Bacilles tuberculeux dans le pus du labyrinthe.

Observation XXVIII

Goublot. — *Abcès du cervelet*, thèse, Paris 1901

Marie P..., âgée de 27 ans, entre le 20 mai 1903, dans le service de M. le docteur Lion, salle Grisolle, à l'hôpital de la Pitié.

Son père est mort à l'âge de 50 ans de cause inconnue ; sa mère est morte en 1902 de congestion cérébrale. Elle a trois frères et une sœur en bonne santé. Au point de vue personnel, elle dit n'avoir eu aucune maladie ; elle accuse seulement quelques vagues migraines de temps en temps.

Quelques jours avant son entrée à l'hôpital, elle fut prise de céphalée intense, sans localisation précise. Ces douleurs empêchent même la malade de dormir.

Depuis trois semaines, elle a des vomissements qui surviennent tous les deux jours, irrégulièrement, se produisant quelquefois même le matin au réveil, dès que la malade met le pied à terre.

Le matin, quand nous l'examinons, elle a déjà vomi deux fois depuis son entrée à l'hôpital.

Ce sont ces douleurs de tête et ces vomissements qui l'ont obligée à quitter sa place de domestique et à venir à l'hôpital.

Les vomissements sont alimentaires, un peu bilieux. La malade a perdu l'appétit et dit avoir beaucoup maigri depuis un mois. La langue est sale, l'haleine fétide, il y a de la constipation, l'estomac n'est pas distendu, le foie n'est pas augmenté de volume.

L'auscultation des poumons ne révèle aucun signe de tuberculose.

Ce qui frappe chez cette malade, c'est son état d'hébétude ; elle répond mal aux questions qui lui sont posées et semble comme plongée dans un demi-sommeil.

Les réflexes rotuliens et achilléens sont abolis. Les pupilles réagissent bien à la lumière et à l'accommodation. La marche est normale. Pas de Romberg.

En présence de ces phénomènes, la malade est soumise à la diète lactée et on commence une série de lavages d'estomac. L'état reste le même jusqu'au 16 juin.

16 juin. — La céphalée est plus vive, l'hébétude semble avoir augmenté, les vomissements persistent mais sont moins fréquents. Un peu de raideur de la nuque. Ponction lombaire ; liquide abondant et clair qui, à l'examen, ne présente que quelques lymphocytes.

Les vomissements cessent pendant trois jours.

Incontinence des matières fécales.

20 juin. — Mort subite pendant la nuit.

Autopsie. — Les poumons, le cœur, le foie, la rate ne présentent rien d'anormal. Nulle part, on ne peut déceler des traces de tuberculose.

Cerveau. — A l'ouverture du crâne, les méninges paraissent distendues par une énorme quantité de liquide. On remarque quelques granulations tuberculeuses à leur surface.

Le cerveau est normal et ne présente sur la coupe aucune trace de tubercule.

Le cervelet présente dans son lobe gauche, en pleine substance blanche, un tubercule ramolli de la grosseur d'un noyau de pêche.

Macroscopiquement, le tubercule présente une forme ovoïde, irrégulière. Sur la coupe, il apparaît formé de trois zones distinctes.

Au centre, est une cavité remplie de pus liquide ; autour de cette partie centrale est une zone *moyenne*, d'aspect caséeux, puis une zone *externe* d'aspect légèrement grisâtre, en rapport avec la substance blanche du cervelet. La cavité remplie de pus n'est pas située exactement au centre du tubercule, mais occupe principalement la grosse extrémité de la tumeur : une couche très mince, caséeuse, la sépare en cet endroit de la substance cérébelleuse. Dans la cavité, on voit au microscope de nombreux globules de pus. La couche la plus interne dans laquelle est creusée la cavité est formée, dans sa plus grande étendue, par une substance caséeuse sans structure spéciale. En certains points, au niveau de la contiguïté de cette couche avec la couche externe, on aperçoit des amas de globules blancs vivaces, à noyaux fortement colorés, amas d'où partent des traînées qui fusent à travers les fentes creusées dans la substance caséeuse et gagnent la cavité de l'abcès. A mesure qu'elles envahissent la cavité, ces cellules perdent leur caractère de vivacité et prennent tout à fait l'aspect de cellules de pus. Il semble intéressant de noter qu'au niveau de ces amas de leucocytes, des vaisseaux ont pénétré, remplis de sang, presque dans la périphérie de la zone caséeuse.

La couche externe est constituée par un tissu formé de cellules embryonnaires, dont la limite interne est rendue irrégulière par la pénétration de prolongements partant de la couche caséeuse.

C'est au niveau de ces prolongements, à l'intersection des deux couches, que l'on voit quelques rares cellules géantes. Extérieurement, l'infiltration embryonnaire se prolonge et va mourir dans la substance blanche du cervelet.

Histologie. — Sur les coupes de l'abcès, colorées au Ziehl, on découvre facilement le bacille de Koch en quantité innombrable. C'est en aussi grand nombre que se trouvent les bacilles tuberculeux, aussi bien sur les bords de la cavité de l'abcès, dans la zone caséeuse, et même dans la zone embryonnaire. Ils diminuent progressivement de nombre à mesure que l'on arrive dans la substance saine du cervelet.

CONCLUSIONS

I. — La tuberculose peut se manifester sur le cervelet en y créant différents ordres de lésions. En dehors des lésions méningées, les plus fréquentes sont les tubercules, le tuberculome ou tubercule solitaire et massif, l'abcès tuberculeux.

II. — La localisation de la tuberculose sur le cervelet ne constitue pas une exception. Les statistiques montrent que les tubercules ou tuberculomes du cervelet constituent environ la moitié des tumeurs encéphaliques. Les tubercules multiples se rencontrent surtout chez l'enfant, le tuberculome est plus fréquent après dix-huit ans. Le sexe masculin est le plus fréquemment atteint.

L'abcès tuberculeux est plus rare.

Ordinairement secondaire, la tuberculose cérébelleuse peut être primitive.

Les voies de pénétration du bacille sont : la voie sanguine, la voie lymphatique, les lésions osseuses de voisinage, principalement les suppurations tuberculeuses de l'oreille moyenne.

III. — La tuberculose du cervelet se manifeste par des symptômes qui varient avec l'étendue et le siège de la lésion. Les uns, symptômes généraux, ou mieux, symptômes de compression générale, sont des symptômes com-

muns à toutes les tumeurs cérébrales ; les autres, plus spéciaux, sont les symptômes cérébelleux proprement dits, qui
constituent par leur ensemble, le syndrome cérébelleux.

IV. — Le diagnostic comprend quatre étapes :

1° Diagnostic de lésion cérébrale ;

2° Diagnostic régional ; localisation de la lésion au cervelet ;

3° Diagnostic cantonal ; siège de la lésion dans le cervelet ;

4° Diagnostic étiologique ; nature de la lésion.

Il est souvent difficile, surtout en ce qui concerne le
diagnostic étiologique, qui ne repose bien souvent que sur
la constatation d'autres lésions tuberculeuses viscérales.

V. — L'évolution varie avec la lésion ; elle est excessivement variable, un tubercule de grosseur moyenne pouvant donner lieu à des symptômes marqués, alors qu'un
tuberculome massif peut évoluer sans symptômes.

Le pronostic est fatal, malgré les quelques cas de guérisons qui ont été cités, mais dont la preuve n'a pas été
faite.

VI. — La thérapeutique est, en effet, complètement désarmée. Le traitement médical échoue toujours, sauf dans
le cas d'une gomme syphilitique.

Le traitement chirurgical est plein de difficultés qui tien-
nent à la topographie de l'organe et aussi à l'incertitude
dans laquelle on se trouve pour déterminer les lésions.

Les interventions chirurgicales n'ont donné, jusqu'à
présent, que de bien médiocres résultats. Une exception
doit être faite pour l'abcès, qui cède à la trépanation et à
la ponction.

BIBLIOGRAPHIE

Nous avons utilisé pour ce travail la bibliographie très complète que Goublot a publiée à la suite de sa thèse en 1904. Nous n'avons cru devoir faire figurer ici que les publications parues depuis cette époque ou celles qui ne figurent pas dans la bibliographie de cet auteur.

ALESSANDRI. — Rapport au Congrès international de la Tuberculose. Paris, 1905.

BARRIER. — Mémoires sur les tubercules du cervelet (Gaz. médicale, 1840).

BABINSKI. — Revue mensuelle de médecine interne et de thérapeutique (mai 1909).

BARTHÉLEMY. — Archives provinciales de chirurgie. Mai, 1909.

BERGMANN. — Die Chirurgische Behandlung von Hirnkrankeiten. Berlin, 1885.

BERTHAUX. — Tumeurs du cervelet chez l'enfant (Thèse Paris, 1908).

CLAUDE — Congrès international de la tuberculose. Paris, 1905.

COHNSTADT. — Contribution à l'étude de la tuberculose du labyrinthe (Monatschrift für Ohrenheilkunde, 1892).

Déjerine. — Pathologie générale de Bouchard. Tome V.

Duret. — Rapport au Congrès international de la tuberculose (Paris, 1905).

Frazier. — Remarks upon the surgical of tumor of the cerebellum (New-York Med. Journal, 1905).

Gaussel. — Tuberculose cérébrale avec séro-réaction d'Arloing négative (Revue neurologique, 1905).

Heidenhain. — Archiv. für cl. chirurgie.

Hortelour. — Société anatomique, 1862.

Gaujoux et Mestrezat. — Un nouveau cas de tumeur du cervelet chez l'enfant (Annales de Médecine et Chirurgie infantiles, 1909).

Krause. — Deutsche Medical Wochenschrift, 1902.

Lévi (Léopold). — Bulletin Soc. Anatomique, 1894.

Logereau. — Contribution à l'étude des abcès du cervelet consécutifs aux otites (Thèse Paris, 1896).

Luys. — Archives de médecine, 1870.

Maublanc. — Thèse de Lyon. Avril 1905.

Mills. — The diagnosis of tumor of the cerebellum (New-York Medical Journal, 1905).

Neumann. — Archiv. für Ohrenheilk., 1906.

Ollivier et Leven. — Archives de médecine, 1864.

Raubitschek. — Wiener Med. Woch., 1904.

Rauzier. — Tuberculome du cervelet (Province Médicale, janvier 1911).

Rémy et Jeanne. — Deux procédés pour aborder chirurgicalement le cervelet et le lobe occipital (Société Anatomique, 1898).

Robin. — Thèse agrégation, 1883.

Schweinitz. — The ocular symptom of cerebellar Tumor (New-York R. Med., 1905).

Schupfer. — Clinica Moderna, avril 1907. Bollettino delle Cliniche, juillet 1907.

SEBILEAU. — Bulletin de la Société d'Anatomie et de Physiologie de Bordeaux, 1882.

STEWART et HOLMES. — Symptoms of cerebellar tumor. Brain Winter, 1904.

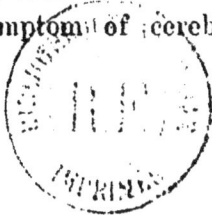

SERMENT

En présence des Maîtres de cette École, de mes chers con-
disciples, et devant l'effigie d'Hippocrate, je promets et je jure,
au nom de l'Être suprême, d'être fidèle aux lois de l'honneur
et de la probité dans l'exercice de la Médecine. Je donnerai
mes soins gratuits à l'indigent, et n'exigerai jamais un salaire
au-dessus de mon travail. Admis dans l'intérieur des maisons,
mes yeux ne verront pas ce qui s'y passe ; ma langue taira les
secrets qui me seront confiés, et mon état ne servira pas à
corrompre les mœurs ni à favoriser le crime. Respectueux et
reconnaissant envers mes Maîtres, je rendrai à leurs enfants
l'instruction que j'ai reçue de leurs pères.

Que les hommes m'accordent leur estime si je suis fidèle
à mes promesses ! Que je sois couvert d'approbre et mé-
prisé de mes confrères si j'y manque !

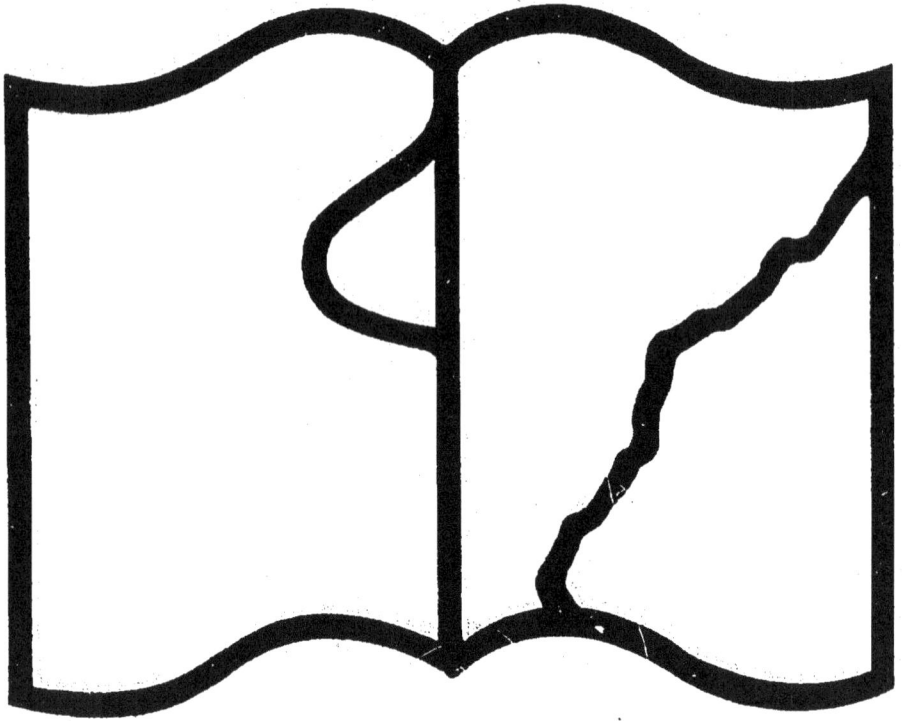

Texte détérioré — reliure défectueuse

NF Z 43-120-11

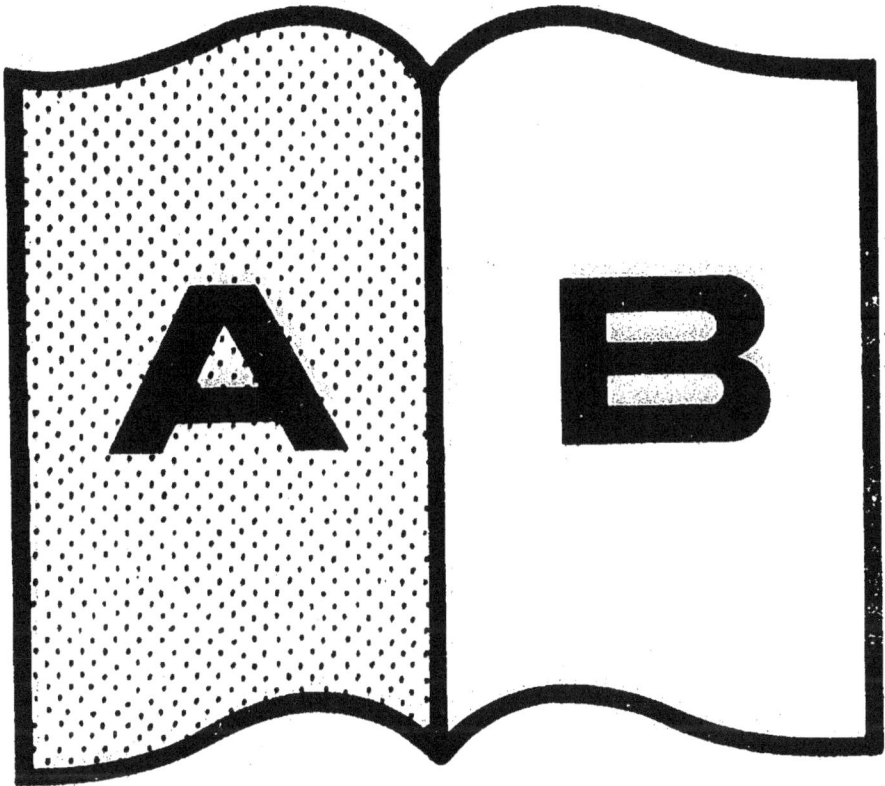

Contraste insuffisant

NF Z 43-120-14

www.ingramcontent.com/pod-product-compliance
Lightning Source LLC
Chambersburg PA
CBHW062030200326
41519CB00017B/4990